ヤセたければ、腸内「デブ菌」を減らしなさい！

2週間で腸が変わる最強ダイエットフード10

藤田紘一郎

ワニブックス
|PLUS|新書

第4章　「冷凍キノコ」で肥満へのスパイラルを断ち切る

第5章 太りすぎの健康害は「ハナビラタケ」で消す

第6章 「もち麦」でウエストまわりのお肉を落とす

第7章 毎日の「味噌汁」でヤセ菌を育む

第8章 「チアシード」で細胞から若返る

第9章 腸の冷えをとる「ガーリックオイル」

第10章 「焼き梅干し」「梅干しヨーグルト」で脂肪を寄せつけない

終章 外食の多いビジネスパーソンのための1週間メニュー

序章

成功するダイエットには3つの法則がある

私も以前は10キロも太っていた

あなたは、なぜやせられないのでしょう。

やせられないのには、理由があります。

その理由を知らないかぎり、がんばってダイエットに励んでも、待っているのはリバウンドです。ダイエット中、2~3キロ体重を落としても、気をゆるめたとたんに戻ってしまうことは、太っている人ならば、みなが持っている経験でしょう。

実際、目新しいダイエットが流行するたびに飛びついて、リバウンドをくり返し、もともとの体重から10キロも太ってしまった女性を私は知っています。

こんな悲しい努力は、今日で終わりにしましょう。

私も十数年前までは、今より10キロも太っていました。

ところが今は、標準体重を苦もなくキープできています。私自身が「成功するダイエットの法則」を知り、それに日々したがっているからです。それだけで、太ることもありません。

人の体には、２つのタイプがあります。ベストのスタイルを上手にキープできるタイプと、少し食べただけでも太ってしまうタイプです。

両者の違いは生まれ持ったものではなく、毎日の食事でつくられるものです。後者のタイプであったとしても、毎日の食事しだいで前者になることはでき、そうなれば人はむやみに太ることがなくなります。

こんなにすごい「成功するダイエットの法則」が、なぜ周知されてこなかったのでしょうか。それは、この事実が最近になってわかってきたことだからです。

そんな重大な法則を、まずは序章にてお伝えしたいと思います。

成功するダイエットの法則１

デブ菌に腸を占拠させるな！

法則の１つめは「デブ菌に腸を占拠させるな！」です。

あなたの腸には、デブ菌がすみついています。びっくりしましたか？

一人ひとりの腸には、２００種類、１００兆個もの腸内細菌がいます。その中に、宿主である私たちを太らせる性質を持つ細菌群があることがわかってきたのです。

私はこれを「デブ菌」と呼びます。

正確には、「フィルミクテス門」というグループに属する細菌たちです。

私たちの腸には、「フィルミクテス門」「バクテロイデス門」「アクチノバクテリア門」「プロテオバクテリア門」という、主に4つのグループの細菌群がすんでいます。

一般的には、この4門のうち、アクチノバクテリア門は善玉菌、プロテオバクテリア門は悪玉菌の集合体といわれます。また、フィルミクテス門とバクテロイデス門は日和見菌に分類されています。

つまり、デブ菌とは日和見菌に属する細菌群ということになります。

そのデブ菌のグループには、糖類を代謝する遺伝子の多い菌種が目立ちます。簡単に説明すれば、宿主がものを食べると、そこからエネルギーを強くとり立てて、腸から吸収させる働きを持つ細菌が多いのです。

デブ菌が腸内で優勢になると、わずかな食べ物からも大量のエネルギーを吸収する体になってしまいます。体が消費しきれなかったエネルギーは、脂肪へと変換され、細胞に蓄えられます。それがぜい肉となって体につき、人は太るのです。

こうして考えれば、人が太る理由は明らかです。

腸内バランスが乱れて、デブ菌が増えているからどんどん太るし、がんばってもやせられないのです。

「そんなに食べているつもりはないのに、やせられない」と感じている人は、間違いなくデブ菌の活動力が高まっています。腸でデブ菌が優勢になっていれば、どんなにストイックに食事制限や運動を行ったとしても、なかなかやせられないばかりか、気をゆるめたとたんにリバウンドしてしまうのは、当然のことなのです。

では、どうすれば腸内のデブ菌を増やさずにすむでしょうか。

細菌は、自分たちの繁殖に都合のよいエサを得て数を増やし、活動力を高めていきます。そうだとするならば、**デブ菌の好物を与えないことが第一**です。

アメリカのカリフォルニア大学のアミール・ザリンパー氏らが２０１４年12月に『セル・メタボリズム』誌に発表した興味深い調査があります。

同研究は、マウスを使って行われました。通常のエサを食べているグループと、脂肪の多いエサを食べているグループを比べ、さらにエサを食べる時間に制限を設けるグループと制限しないグループとで、腸内環境を比較しました。

結果、とてもおもしろいことがわかりました。昼夜問わず、一日中脂肪の多いエサを食べ続けていたグループは、デブ菌が優勢になっていたのです。

一方、通常のエサのグループではデブ菌の増殖が見られませんでした。また、脂肪の多いエサでも、時間の制限を設けた場合には、通常のエサのグループほどではないものの、デブ菌だけが増えることはなかったのです。

まとめましょう。**脂肪や糖質の多い高カロリーの食事を、時間を問わず食べたいときに食べる行為こそが、デブ菌の増殖をうながす元凶**です。

甘いお菓子、癒やされますよね。脂肪分たっぷりの菓子パン、おいしいですよね。唐揚げや餃子などのお惣菜、何個食べても手がとまりませんよね。

いずれも一つ一つは小さな塊です。でも、無自覚にポイッと口にするその行為こそが、腸の中のデブ菌にエサを与え、繁殖させることになっているのです。

今度、ポイッと口にお菓子を入れたり、脂肪分たっぷりのお惣菜を食べたりしたときには、こう思ってください。「ああ、またデブ菌にエサをあげてしまった」と。

デブ菌の存在を意識することから、あなたのデブ人生は変わっていきます。

成功するダイエットの法則２

ヤセ菌の好物を選んで食べろ！

腸内でもっとも多い細菌群は、デブ菌であるフィルミクテス門のグループです。

人類の長い進化史において、人は幾たびもの飢餓を経験し、それを乗り越えて命をつないできました。食べ物に乏しい環境下で生き延びるには、効率よく栄養素を吸収してくれるデブ菌を腸にすまわせることが必要だったのでしょう。

しかし今は違います。私たちは、食べ物のあふれる時代に生きています。

安価で手軽に口にできる食べ物のほとんどが、デブ菌の好きな脂肪分と糖質を多く含んでいます。レトルト食品やファストフード、コンビニ弁当などは、脂肪と糖の塊のような食べ物です。まさにデブ菌の格好のエサなのです。

こうした現代に生きる私たちにとっては、デブ菌を無造作に増やすことは肥満を引き起こし、健康を壊す原因ともなってきます。

だからこそ、私たちはデブ菌に好き放題させてはいけないのです。

そのためには、デブ菌のライバルであるヤセ菌を増やすことです。

腸内でデブ菌ことフィルミクテス門の次に多いのは、バクテロイデス門のグループです。このバクテロイデス門こそが、私たちを肥満から救ってくれるヤセ菌です。

バクテロイデス門の細菌は、フィルミクテス門の細菌のように、食べ物からしつこくエネルギーをとり出すことはしません。よって、ヤセ菌が優勢の腸では、肥満の原因となる脂肪や糖質の吸収率が低くなります。

しかも、**ヤセ菌は、食物繊維を消化する過程で、肥満や糖尿病を防ぐのに重要な「短鎖脂肪酸」という物質をつくり出してくれます。肥満解消には短鎖脂肪酸の働きが欠かせない**ことも、最近の研究によってわかってきています。これについては、第3章でお話しましょう。

では、どうすればデブ菌を減らし、ヤセ菌優勢の腸をつくることができるのでしょうか。その方法は2つです。

１つめは、ヤセ菌の好物を毎日食べることです。

デブ菌とヤセ菌は、トレードオフの関係にあります。デブ菌が増えればヤセ菌が減り、ヤセ菌が増えればデブ菌が減ります。両者は常に腸の中で勢力争いをしながら存在しています。このどちらのグループに腸の覇権を握らせるのか、それを決めるのはあなた自身です。宿主であるあなたが何を食べたかによって、デブ菌が増えるかヤセ菌が増えるかが決まってくるのです。

ヤセ菌が好むのは、高食物繊維・低脂肪の食事です。アフリカ原住民の子どもの腸内では、ヤセ菌が優勢であることがわかっています。一方、低食物繊維・高脂肪の食事が多い都市生活者は、デブ菌が優勢になりやすいことも明らかにされました。

もう１つの方法は、腸内の善玉菌を増やすことです。

前述したように、アクチノバクテリア門のグループは善玉菌、プロテオバクテリア門のグループは悪玉菌と一般には呼ばれています。以前は、腸の健康を語るとき、「善玉菌を増やし、悪玉菌を減らす」ことばかりが問われていました。しかし、最近の研究によって、善玉菌と悪玉菌の数は本来少なく、腸内で最大勢力を誇るのは、デブ菌とヤセ菌が属する日和見菌であることがわかっています。

それなのになぜ、善玉菌を増やすと、腸の働きがよくなるのでしょうか。

答えは日和見菌の性質にあります。日和見菌には、どっちつかずで優勢なものになびく性質があります。つまり、善玉菌が働きを強めれば日和見菌はいっせいによい働きを始め、悪玉菌が増えると腸内で悪さを始めてしまうところがあるのです。

また現代社会の環境下では、デブ菌は悪玉菌に加担しやすく、ヤセ菌は善玉菌になびきやすい性質があります。よって、ヤセ菌の勢力を高めて、よい働きをたくさんしてもらうためには、善玉菌を増やすことも大事なのです。

成功するダイエットの法則3

「ダイエットフード」を常備しろ！

本書では、ヤセ菌と善玉菌を増やし、活動力を高めるための「ダイエットフード」を10章にわたって紹介していきます。これらをすべて毎日食べなくてはならないというわけではありません。この中から気に入ったものを2~3種類でよいので食べてください。

そこで実践していただきたいのが「つくり置き」です。本書で紹介するダイエットフードを常備菜として準備しておき、冷蔵庫にストックしておいてほしいのです。

それを自宅で食事をする際に、毎日の料理に加えて食べましょう。ヤセ菌と善玉菌は好物を与えられると元気になり、働きを活性化させます。

ではなぜ、１種類のダイエットフードではなく、数種類を用意する必要があるのでしょうか。

答えは、「**どんなに優れた食品であっても、万能ではない**」からです。

私たちの体はさまざまな栄養素に支えられて健康を保っています。１つの食材ですべての栄養素を十分に備えているという万能食は、この世にありません。「これだけ食べていればやせられる」と単一の食材を万能のように見せる「○○ダイエット」という方法がよく流行しますが、あれはまやかしにすぎないことを忘れないでください。

１つの食材だけ毎食とれば、あとは好き勝手に食べてよいというのもインチキです。好き勝手に食べて、そこにデブ菌のエサが大量に入っていれば、デブ菌の勢力が増してしまい、ヤセ菌は簡単に追いやられてしまうでしょう。こうなっては、そのダイエットをやめたとたんにやってくるのは、リバウンドです。

何より、単一の食材を毎日とり続ける方法は、人を飽きさせます。どんなおいしいものも、そればかり毎日食べていたら飽きますよね。だから「○○だけダイエット」という単一の食材で行うダイエットは続かないのです。その証拠に、毎年、新たなダイエットの方法が生まれては消えていきます。そもそも、単一の食材で根気強くダイエットできるような人は、今、太ってはいないはずです。

だからこそ、**ダイエットフードは常時数種類を用意しておくことが大事**です。いくつかの食材を組み合わせて使えば飽きることも少なくなります。たとえ飽きてしまっても、他の方法を知っていればスムーズに次へ次へと変えていくこともできます。

そうやって**2週間続けていくうちに、腸内では菌交代が起こってきます**。デブ菌優勢の腸からヤセ菌優勢の腸へと変わってくるのです。1カ月が過ぎれば、ヤセ菌優勢の腸が定着してきます。2カ月が過ぎれば、少々食べすぎてしまっても、太りにくい腸ができあがっていることでしょう。

第1章

「ヨーグルト・ホエイ」でデブ菌を黙らせよう

ヨーグルトの上澄み液がスゴイ！

「ダイエットのために」「腸の健康のために」と、毎日ヨーグルトを食べている人がいますね。

でも、痩身や便通をよくするためにヨーグルトを食べるならば、もっと効率的な方法があります。それは、ヨーグルトの上澄みだけを飲むことです。

ヨーグルトは購入後、日がたってくると、表面に透明の上澄み液が出てきます。これを「ホエイ（乳清）」といいます。

ホエイは、腸を元気にして健康的にやせる最良のドリンクです。「上澄み液は捨ててしまう」という人もいますが、こんなにもったいないことはありません。

ヨーグルトには、健康によい面がある一方、デブ菌の好きな脂肪分を含んでいるという難点もあります。しかし、ホエイには脂肪分がありません。ホエイは、ヨーグルトの白い部分、すなわち乳脂肪分がすべて除かれている液体だからです。ですから、非常にヘルシーです。

さらに、私たちの細胞の原材料になるたんぱく質が豊富です。しかも、ホエイのたんぱく質には、「インクレチン」というホルモンの分泌をうながす作用があるのです。インクレチンは別名を「やせホルモン」といいます。太りにくい体づくりに重要なホルモンでもあるのです。

「やせホルモン」が肥満から救ってくれる

やせホルモンは、小腸でつくられ、小腸で働きます。

ご飯やパン、麺類、砂糖などの炭水化物には、ブドウ糖が豊富です。ブドウ糖は腸から吸収されると、身体各所の細胞に届けられ、エネルギーに変換されます。一方で、細胞で消費されなかったブドウ糖は、脂肪につくりかえられ、脂肪細胞に蓄えられます。それがぜい肉となって、人を太らせるのです。

やせホルモンは、この悪循環を断ち切ってくれます。

やせホルモンには、食べたものが胃から小腸へと送られるスピードを抑え、小腸の吸収をゆるやかにする作用があるのです。こうなると、血液中にブドウ糖がいっきに放出されずにすみ、ブドウ糖が脂肪へと変換される効率が低くなるのです。

ホエイは糖尿病にも効く！

腸から吸収されたブドウ糖が血液中を流れ、細胞にとり込まれる際、インスリンというホルモンが働きます。このインスリンの分泌量が減ったり、働きが悪くなったりすると、起こってくるのが「糖尿病」です。

生活習慣病の一種として生じる糖尿病は、ブドウ糖の過剰摂取や、血糖値の急上昇、肥満などの状態が長く続いたり、くり返されたりすると起こってきます。そうした状態がインスリンの分泌を滞らせ、働きを悪化させてしまうのです。

しかし、やせホルモンであるインクレチンが体内できちんと働いていると、ブドウ糖が過剰に体内を巡らずにすみ、肥満も解消されます。こうなるとインスリンに過度の負担をかけることがなくなり、働きが活性化します。つまり、糖尿病の予防と改善には、やせホルモンの働きが重要なのです。

なお、インスリンは膵臓から分泌されます。膵臓の機能が弱ることでも、インスリンの状態は悪化します。ここでもまた、やせホルモンが働きます。膵臓の細胞を強化して、インスリンが効率よく分泌されるよううながす作用があるからです。

インスリンがしっかりと働いてくれれば、血液中のブドウ糖は細胞に速やかにとり込まれ、エネルギー源として消費されます。このとき、やせホルモンが小腸で働いていれば、小腸からのブドウ糖の吸収がゆるやかになります。すると、体はエネルギー不足に陥ります。その際、最初にエネルギー源として使われるのは、ウエストまわりなどについた脂肪です。

食事からのブドウ糖が不足すれば、体に蓄えられた脂肪が燃焼され、無駄な脂肪を減らすことができるのです。

こんなにすごいやせホルモンの分泌をうながす働きがホエイにはあります。ホエイを毎日飲むことで、やせやすい体づくりを行っていけるのです。

ヨーグルト・ホエイのつくり方

それでは、ホエイのつくり方を紹介しましょう。

といっても、方法はとても簡単。料理をしたことのない男性でも子どもでも簡単につくれます。具体的には、ヨーグルトをコーヒーを淹《い》れるときに使うペーパーフィルターでこせばよいだけです。夜寝る前にセッティングしておけば、翌朝にはたっぷりのホエイを飲むことができます。

ホエイは、そのまま飲むのがいちばんです。サラッとしているので、ヨーグルトドリンクなどよりも飲みやすいでしょう。私はホエイを朝、飲みます。さわやかな酸味が腸をスッキリと目覚めさせてくれます。

甘みがほしい人は、ハチミツやテンサイ糖、メープルシロップを加えてください。いずれもオリゴ糖を豊富に含みます。**オリゴ糖は、乳酸菌やビフィズス菌の大好物**です。毎日、オリゴ糖をとることで、腸内環境を善玉菌優位に保てます。

白砂糖は使わないようにしましょう。白砂糖はブドウ糖が豊富であるうえ、白く精製されているため、腸からの吸収が速い性質があります。せっかくホエイで「やせホルモン」を増やしても、それを上回るブドウ糖を体に入れてしまっては、効果を十分に得られなくなってしまいます。

私は、起床後に疲労がとれていないと感じると、ホエイにハチミツを加え、炭酸水で割って飲んでいます。

炭酸水には、毛細血管を拡張して血流量を増やす働きがあり、疲労回復によい飲み物なのです。そこにホエイとハチミツで腸を整えてあげれば、疲労回復にも最強のドリンクとなるでしょう。

また、ホエイを使っておいしいドレッシングもつくれます。アマニ油やエクストラ・ヴァージン・オリーブオイルなど良質な油を加え、塩コショウで味を調えれば、さわやかなドレッシングができあがります。

「ホエイをつくるのはめんどう」という人は、プレーンヨーグルトを購入後、1週間ほど冷蔵庫に入れっぱなしにしておいてください。すると、表面にホエイが湧き出してきています。それをスプーンですくって飲むだけでもよいでしょう。

ヨーグルト・ホエイのつくり方

準備するもの

● ペーパーフィルター　● コーヒードリッパー
● グラス　● プレーンヨーグルト

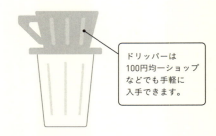

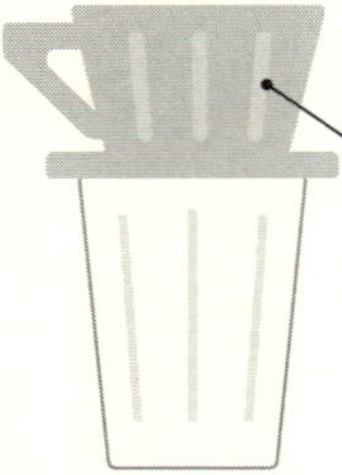

ドリッパーは
100円均一ショップ
などでも手軽に
入手できます。

つくり方

● コーヒードリッパーにペーパーフィルターをセットし、グラスの上にのせる。

● ヨーグルトをペーパーフィルターに入れ、ラップをかける。

● 冷蔵庫で保存する。

● 一晩待てば、グラスの中にホエイがたっぷり！

プレーンならば銘柄はなんでもＯＫ

最近は、さまざまな機能をうたうヨーグルトが売られていますが、ホエイをつくるならば、原材料が生乳だけのプレーンタイプであれば、銘柄はなんでもよいでしょう。

わざわざ高いヨーグルトを買う必要はありません。値段が高いと続けるのをためらうことにもなるでしょう。小さなカップに入った高機能で高価なヨーグルトを買うよりも、原材料が生乳だけの大きなパックをおすすめします。ホエイをたっぷりつくれるからです。４００グラム以上の大きなパックのものを買えば、グラス１杯分のホエイをつくれます。

ビフィズス菌や乳酸菌というのは総称であり、種類はさまざまです。種類によって腸内での働き方も違っています。高機能のヨーグルトには、特別に培養された健康効果の高い善玉菌が生きています。それを摂取すれば、その効果を得られるような気もしてきます。

しかし、そうでもないのです。第一に、ビフィズス菌や乳酸菌は、ほとんどが胃酸に弱く、腸に届く前に死んでしまいます。そこで、最近では「菌が生きて腸まで届く」という特別感をうたったヨーグルトが人気です。でも、菌は生きて腸まで届かなくてもよいのです。

私たちの腸には、生後1年の間にすみついた乳酸菌やビフィズス菌である「マイ善玉菌」が生きています。生後1年を過ぎると、新たに入ってきたものがどんなに素晴らしい乳酸菌であっても、あなたの腸と相性があわなければ、3～7日で排泄されてしまうのです。

菌は生きて腸に届かなくてもよい

ビフィズス菌や乳酸菌が腸まで届かず、届いたとしても腸にすみつくことがないのだとしたら、ヨーグルトを食べる意味はどこにあるのでしょうか。

もっとも**大事なのは、乳酸菌群がいた溶液**です。マイ善玉菌の仲間の菌を育てた溶液は、腸に入ってくると、今度はマイ善玉菌の非常によいエサとなるのです。

腸は、私たちの健康の要です。腸が影響する病気は、脳から心臓、血液、血管にいたるまであらゆる部位に及びます。それは、**腸が免疫力の７割をつくっている**からでもあります。免疫とは、一言でいえば、病気を防ぎ、あるいは治し、私たちの体と心の健康を増進するシステムのことです。

その免疫力を増強させる力が腸内細菌にはあります。そして、善玉菌が腸内環境をリードしている状態こそが、人の免疫力をもっとも活性化させる方向に導きます。

そうだとするならば、大事なのは、「マイ善玉菌をいかに育てるか」です。マイ善玉菌の仲間がすんでいたヨーグルトは、マイ善玉菌にとっても最良のエサなのです。

しかも、ヨーグルトにいた菌の死がいには、マイ善玉菌を刺激し、活動力を高める作用があります。ここも細菌のすごいところです。菌は、自分が死んだのちも、死がいから仲間の菌を活性化させる因子をしばらく出しているのです。

ヤセ菌が増えればデブ菌は減る

腸内細菌叢《そう》の組成は、人の指紋と同じように、個人の識別が可能なほど一人ひとり違

っています。さらに驚くのが、生後1年のうちに腸内細菌叢の組成はできあがり、それが生涯を通して変わらないということです。

では、腸内細菌叢の組成は変わらないのに、善玉菌の活動力が悪玉菌を上回ると体調がよくなり、悪玉菌の活動力が高まると体調が悪くなるのは、なぜでしょうか。

それは、「**個々人の腸内細菌叢の組成は、一生変わらないけれど、数と勢力図は日々変わっている**」からです。その鍵は、すでに述べたように日和見菌が握っています。

日和見菌には、自分の周囲にいる菌や腸内の環境によって働きを変化させるという、名前のとおりの日和見主義な性質があります。

善玉菌の数が少し増えると、腸内細菌の最大勢力である日和見菌がなだれをうって善玉菌に協力します。反対に、悪玉菌が少し増えると、今度は日和見菌がいっせいに悪玉菌に協力します。その中でも、善玉菌はヤセ菌を元気にし、悪玉菌はデブ菌を元気にする傾向があります。

つまり、私たちがマイ善玉菌を大事に育ててあげれば、ヤセ菌の勢力図が拡大し、やせ体質になれるのです。

そんな腸内細菌の勢力図を変えるのは、あなた自身です。あなたが毎日口にするものが、日和見菌の動向を変えるのです。

その変化のスピードは意外にも速いものです。食事を変えるだけで24時間以内に変化が起こってくることがわかっています。

そして２週間ホエイを飲み続ければ、マイ善玉菌とヤセ菌が優位な腸内環境にほぼ切り替わってくることでしょう。まずは２週間、ホエイを飲んでみてください。

ヨーグルトがＮＧの人もいる

ヨーグルトと乳酸菌飲料の市場規模は年々拡大し、すでに５０００億円を超えています。いかに日本人に支持されている食品かがわかります。

ただし、ヨーグルトがすべての人を健康にするわけではないことも知っておいてください。

たとえば肥満体の人は、ほどほどに食べるのはよいとしても、４００グラムの大パックを1日で食べてしまうようなことはしないほうがよいでしょう。脂肪分が多いため、それを好むデブ菌のエサになりやすいからです。

こうした人にこそ、ホエイがおすすめです。乳脂肪はヨーグルトの白い部分に多く含まれます。それをとり除いたホエイは、脂肪分もエネルギー量も大幅にカットされます。一方では、やせホルモンをつくる良質なたんぱく質、カルシウム、マグネシウム、カリウムなどの栄養素が豊富に含まれています。

だからといって、ホエイをとり除いた白い部分を捨ててしまうのは、もったいないことです。ヨーグルトの水分をしっかり切っているので、クリームチーズのような濃厚なヨーグルトができあがっています。とてもおいしいこの部分は、奥さんやお子さんなど家族に食べてもらってはどうでしょうか。そして、体重が落ちたのちには、ときおり楽しむとよいと思います。

ちなみに、わが家もホエイを飲むのは私の役目、濃厚ヨーグルトのおいしい部分を食べるのは妻の役目と分担ができております。

なお、ホエイはどのタイミングで飲むのが効果的でしょうか。

それは、食事の前です。

「やせホルモン」は、ブドウ糖の吸収を抑える働きを持っています。だからこそ、ホエイを食前に飲んでおき、これから腸に入ってくるブドウ糖を待ち構えておきたいのです。食後、ブドウ糖が体に吸収されたあとで飲んでも効果は半減してしまいます。**食前にホエイを飲み、やせホルモンをつくりやすい環境に腸を整えておくことが大切**なのです。

ここは押さえておこう！　第１章のまとめ

ヨーグルトの上澄み液「ホエイ」には、やせホルモン「インクレチン」の分泌をうながすたんぱく質が豊富。

しかも、デブ菌のエサとなる、ヨーグルトの脂肪分はとり除かれている。

毎朝飲むことで、デブ菌の数を減らし、ヤセ菌優位の腸内環境をスムーズにつくっていけるだろう。

あなたの体にどんな変化が現れるか、まずは2週間続けてみよう。

第2章

「酢キャベツ」で「やせ体質」になる

食欲で幸福感を満たそうとすると、太る

「医者の不養生」とはいいますが、恥ずかしながら私は以前、糖尿病を患ったことがあります。中国で働く日本人の健康管理を15年間していたときのことです。最初は受診者数も少なく、診療後は観光を楽しんでいたのですが、年々、受診者数が増加し、やがて中国滞在中はあまりの多忙さに疲労困憊の日々を過ごすようになりました。

もともと食べることの大好きな私は、ストレスの解消を食に求めるようになりました。中国にはおいしいものがたくさんあるものの、ご飯や麺などの炭水化物や、油をたっぷり使った料理ばかりです。仕事後、私は炭水化物や油でギトギトしたものをおなかいっぱい食べるようになりました。

肥満の人の多くは、「おなかがすいたから食べる」のではなく、「脳が欲するから食べる」タイプです。ストレスにさらされると、脳は、すぐに目の前の快楽に飛びつくようにできています。一種の逃避行動として食べ物を欲するのです。食欲を満たすことは、脳にとってもっとも手軽で強力な幸福感を得られる行為だからです。

それだけに、食欲で幸福感を満たす行為は、脳の依存性を高めます。それが「つい食べてしまう」「満腹になっても食欲が止まらない」という行為を呼び起こします。

当時の私もそうでした。食事中は、仕事のつらさを忘れられます。「こんなに食べてはいけない」と食事制限をしようものなら、イライラ、ソワソワと気持ちが食べ物を欲するようになります。脳が強力に快楽を求めているのです。それを解消するために、また食べます。そんな悪循環が、私を太らせていきました。

「食前キャベツ」で10キロやせた！

「今日も食べすぎてしまった」という罪悪感と自己嫌悪も、ストレスになります。

それでも満腹まで食べてしまう私の体調は、最悪でした。常に胸焼けを起こし、胃腸薬を欠かせず、口臭もひどく、おなかはぽっこりと張っていて、臭いガスも頻繁に出ました。疲れやすく、風邪を引きやすい体にも難儀しました。しかも、当時の私は10歳も老けて見えました。肥満体で赤ら顔、髪の毛も薄くなっていたのです。

糖尿病になったのは、10年以上前のことです。中国からの帰国後、血液検査をすると、血糖値が５００㎎／dlまで跳ね上がっていたのです。血糖値が２００㎎／dlを超えれば糖尿病と診断されます。その基準値を2倍以上も上回っていました。

私は、糖尿病の専門医の指導のもと、カロリー制限食を徹底的に行いました。しかし、血糖値はなかなか下がってくれません。インスリン療法を行って、ようやく状態が安定しました。ところが、数年後には再び重度の糖尿病になってしまったのです。

このまま薬まかせの治療を続けていては、長くは生きられないと感じました。私はもともと気になることがあると、自分の体を使って実験せずにはいられない質《たち》です。私はたくさんの文献を読み漁り、最善の治療法を探りました。

糖尿病が、肥満と糖質のとりすぎによって起こるのは明らかです。そうだとするならば、炭水化物など糖質の多い食品を抜き、肥満を解消すれば、健康な体をとり戻せるはずです。そこで始めたのが糖質制限と「食前キャベツ」だったのです。

キャベツの持つ大きな健腸効果を知っていた私は、食事の前に小皿１杯（約１００グラム）を味噌で食べることを始めました。これを私は「食前キャベツ」と呼びます。

食前キャベツと糖質制限の２つを同時に始めたことで、間もなく体重が10キロも減り、糖尿病もすっかり治ったのです。以来、再発することもなくなりました。

キャベツが肥満からあなたを救う

ダイエット生活にぜひとり入れていただきたいのは、キャベツです。

もともと炭水化物が大好きだった私は、糖質制限を始めると、気分が落ち着かず、イライラするようになりました。脳が執拗にブドウ糖を求めていたのでしょう。ご飯やラーメン、パン、甘いものを食べたくてしかたがないのです。大好物のラーメンと餃子を、何度夢に見たかわかりません。

そんな私を救ってくれたのがキャベツでした。

食事前にキャベツをよく噛んで食べると、小腹が満たされます。その状態から食事を始めると、落ち着いた気持ちで食事を楽しめます。また、キャベツはしっかり噛まなければ飲み込めない野菜です。噛むことで満腹中枢が刺激され、主食がなくても、食事に満足感を得られるようになりました。

2週間がたつと、脳のブドウ糖依存が消えたのがわかりました。あんなに欲していたご飯も麺類も餃子も甘いものも、「食べたい」と感じなくなったのです。

肥満の人は、糖質制限をすると、体重をすみやかに落とすことができます。とくに50歳を過ぎて代謝の落ちた人には、必要な健康法であると私は考えています。

そうはいっても、日本人がお米を断つのは、最初は大変です。経験者の私もよく知っています。**糖質制限を始めても、多くの人が挫折し、リバウンドしてしまうのは、ブドウ糖を執拗に欲する脳が、気持ちを苛立たせるから**でもあるのです。

そんなときこそ、食前キャベツが役立つのです。脳が依存から抜けるには、だいたい2週間が必要です。その間は、食前にキャベツを小皿に1杯食べ、主食のないさびしさを紛らわすことです。

酢キャベツを毎日少量ずつ食べる

食前キャベツを長く続けてきた私ですが、最近はこれを進化させて、「酢キャベツ」も常備菜として活用しています。

酢キャベツを毎日食べるようになって、私の体はますます健康に、心もむやみにいらだつことがなくなりました。

酢キャベツのつくり方もとても簡単です。料理下手の私ですが、自分でもよくつくります。詳しくは47ページで紹介しますので、ここでは要点のみをお話ししましょう。

キャベツを千切りにし、塩でもみ、酢に漬けるだけ。この3工程のみです。

つくってすぐに食べることもできますが、半日以上おくと、酢とキャベツがなじんで、より食べやすくなります。さらに長時間漬け込めば、発酵して乳酸菌が増えてくるので、腸内環境の改善によりいっそうの効果を期待できます。

冷蔵庫で保存すればだいたい7～10日間は日持ちしますから、多めにつくっておくとよいでしょう。ただし、必ず冷蔵庫で保存し、傷む前に食べきりましょう。

食べる量や回数などに決まりはありませんが、最初の2週間は1日1回、続けて食べてください。2週間がたつと腸内環境が変わり、健腸効果を実感できるはずです。

なお、一度にたくさんの量を食べるよりも、小皿1杯でよいので、少量ずつ毎日食べることが大事です。

食べるタイミングにも決まりはありませんが、ベストは食事の前。食前にキャベツをよく噛んで食べることで満腹中枢が刺激され、食べすぎを防げます。

なお、キャベツは切り方によって食感が違ってきます。

シャキシャキの食感を好む人は、芯が縦になるようにキャベツを置いて切ってください。キャベツの繊維に沿って切ることで、歯ごたえを残すことができます。

反対に、しんなりしたキャベツを好む人は、キャベツの芯に対して包丁を垂直に入れましょう。繊維を断ち切ることで、歯ざわりの柔らかい千切りができます。

酢キャベツのつくり方

準備するもの

●キャベツ大½玉　●酢200ml　●塩小さじ2杯
●粒マスタード（お好みで）小さじ2杯
●ジッパーつきの保存袋1枚　●保存容器

つくり方

● キャベツを洗い、千切りにする。

● キャベツと塩をジッパーつきの保存袋に入れ、しんなりするまで軽くもむ。

● 酢を注ぐ。お好みで粒マスタードを入れてもおいしい。

● 袋のジッパーを閉じて、軽くもむ。

● 保存容器に移す。半日ほど漬け込んだら食べごろに。

胃の粘膜を修復する「キャベジン」

キャベツがダイエットによいのは、胃腸の健康を増進する作用のためでもあります。胃腸の健康と腸内細菌の働きは、相関関係にあります。胃腸が元気ならば、腸内細菌も活発になり、腸内環境が右肩上がりによくなっていきます。こうなると、善玉菌の働きも活性化してヤセ菌優位の腸が築かれ、やせやすい腸ができあがります。

キャベツが胃腸によいのは、ビタミンUというキャベツならではの栄養素のためです。**このキャベツ特有の成分には、胃腸の粘膜を守り、荒れて弱った粘膜の修復を助ける作用があります。**

ビタミンUという栄養素名は聞いたことがなくても「キャベジン」という名は知っているでしょう。有名な胃腸薬名になっています。ビタミンUは、キャベツの絞り汁から潰瘍を抑える成分として発見され、キャベジンとも呼ばれるようになりました。

ちなみにビタミンUの「U」は、胃潰瘍や十二指腸潰瘍の予防に役立つという意味から、英語の「ulcer（潰瘍）」の頭文字をとっています。

キャベツは他にも多くの栄養素を抱えています。

特筆すべきは、ビタミンCの豊富さでしょう。葉を４枚食べれば1日の必要量をとることができます。ビタミンCには、免疫細胞の働きを促進する作用があります。そのため、風邪などの感染症を含め、あらゆる病気の予防に役立ちます。疲労回復や美肌効果なども期待できるでしょう。

他にも、「止血ビタミン」とも呼ばれるビタミンKを含みます。潰瘍で傷ついた胃腸の粘膜を止血する作用があります。骨の材料となるカルシウムの働きを助ける作用も持ちます。よって、キャベツを食べることは、骨粗しょう症の予防にもなります。

さらに、脂肪の代謝を活性化し、中性脂肪やコレステロールが肝臓へ蓄積されるのを防ぐビタミンBの仲間のイノシトール、細胞の再生やエネルギーの代謝を促進するビタミンB_{12}、動脈硬化を予防するビタミンB_6なども含まれます。

もう1点、腸の健康において大事なことがあります。それは、食物繊維をバランスよく含むことです。

食物繊維には水溶性のものと不溶性のものがあります。

水溶性の食物繊維は、水を含むとネバネバし、腸内細菌の格好のエサになります。体に悪さをすると知られている悪玉菌の仲間も、水溶性の食物繊維をエサにしていると、過剰に繁殖することがなくなります。しかも、よい働きもします。たとえば、悪玉菌の代表とされる大腸菌は、ビタミンなどの合成に働くとともに、外から病原菌が侵入してくれば、番兵のように真っ先に退治するように働くのです。

一方、不溶性の食物繊維は、水分を含むと十数倍に膨らみ、腸にたまったゴミを絡め取りながら、大便となって排泄する働きがあります。

キャベツにはこの両方の食物繊維がバランスよく含まれているのです。

毎日酢をとれば高血圧がよくなる

酢キャベツがダイエットによいのは、酢にも腸内環境を整える作用があるからです。**酢には、悪玉菌の過剰繁殖を防ぐ働きがある**のです。

しかも、毎食大さじ1杯の酢をとることで、食後の血糖値の上昇を抑えて、糖尿病を予防する効果もあります。

酢の主成分は酢酸とアミノ酸です。

酢酸には、３つの健康効果があります。

１つめは、高血圧予防です。酢酸には、血管を広げて血液の流れをよくする働きがあるのです。血流がよくなれば、高血圧も予防できます。実際、毎日、少量の酢を飲み続けることで、高血圧患者の血圧が低下したという報告もあります。ただし、この効果を得るには、毎日継続することが必要で、やめると数日でもとの状態に戻ってしまうとされています。

２つめは、肝臓の酵素活性化です。肝臓の酵素の働きをよくし、脂肪の吸収を抑えて、内臓脂肪の燃焼を促進してくれます。ウエストのサイズダウンに働くのです。

３つめは大腸がんの予防です。酢酸は腸の蠕動《ぜんどう》運動を促進し、便秘を防ぎます。蠕動運動とは腸管が細かく収縮する動きのことで、内容物を前へ前へと移動させます。この動きが活性化すれば、大便が長く腸内にとどまることはありません。すると、大腸の粘膜細胞を傷つける有害物質の発生がなくなり、がん細胞の増殖を防げるのです。

さらに、酢酸は体内でクエン酸に変化し、疲労回復にも働きます。

一方、アミノ酸の働きも重要です。人の体は約60パーセントが水分、約20パーセントがたんぱく質でできています。アミノ酸はたんぱく質を構成する最小の成分であり、人体を構成する約37兆個の細胞の材料でもあります。

アミノ酸がバランスよく供給されている体では、丈夫な細胞が再生されます。酢は、アミノ酸バランスにとても優れた食品でもあるのです。

肝臓の疲労回復にも効く

酢キャベツは、肝臓の働きを回復させる効果も期待できます。ビタミンUには肝臓の働きを活性化する作用もあるからです。キャベツのイノシトールという成分は、血管内のコレステロールの流れを整え、肝臓に中性脂肪やコレステロールがたまるのを防ぐ働きがあります。また、肝臓にすでにたまった中性脂肪を減らす作用もあります。

肝臓は、「体の化学工場」とも呼ばれています。

胃腸から吸収された栄養素は肝臓に届けられ、体に必要な物質に加工されます。また、栄養素とともに吸収された有害な物質を無毒化する解毒処理も行っています。消化液である「胆汁」を生成するのも肝臓の働きです。

他にも**肝臓の役割は５００以上にも及ぶ**とされているのです。

これほどの大役を担っている臓器だけに、知らぬ間に疲労がたまりやすいのも肝臓の性質です。ところが、肝臓は疲労が蓄積して機能が低下しても、自覚症状が現れにくいのです。そのため、「沈黙の臓器」とも呼ばれています。

しかし、それを放置すれば、体に不調が生じます。たとえば、体のだるさがとれず、倦怠感や脱力感、不眠や過剰な眠気などが強くなります。食欲不振や吐き気が現れ、体のかゆみや足のむくみ、息切れなどとともに、手のひらが赤くなるなどの症状も見られるようになります。

こんな症状を日頃から感じている人も、酢キャベツを実践しましょう。体調の改善に即効性を感じられるはずです。

酢キャベツを毎日食べることは、腸の健康だけでなく、肝臓にもよいことなのです。

酢キャベツのストックでヘルシー料理ができる

このように、健康作用の高いキャベツと酢を組み合わせてつくる酢キャベツは、健康的に体重を落としていくうえで非常に効果的な料理の一つです。食事の始めに少量でも食べ続けることで、やせ体質に変わっていくでしょう。

料理に加えるのもおすすめです。

たとえば、お好みの生野菜とあえ、アマニ油やエクストラ・ヴァージン・オリーブオイルを回しかけ、塩コショウで味を調えれば、おいしいサラダになります。

ハンバーグの肉だねに加えれば、シャキシャキとした食感も加わって食べごたえが増すうえに、さっぱりしてヘルシーなハンバーグができあがります。

南蛮漬けのタレづくりにもおすすめです。酢キャベツと漬け汁の酢に、醤油、みりん、砂糖、だし汁、赤唐辛子1本でお好みの味に整えれば、おいしいタレができます。そこに焼いた肉、片栗粉をまぶしてカリッと焼いた魚、素揚げした季節の野菜などを軽く漬け込んでください。わが家では、酢キャベツが残り少なくなり、つけ汁の酢が余っている際に、この南蛮漬けをつくります。

野菜炒めや味噌汁の具材の一つにするのもおすすめです。私のお気に入りは、豚汁に酢キャベツを加える「さっぱり豚汁」です。

酢キャベツを冷蔵庫にストックしておくだけで、いつもの料理をヘルシーなダイエット料理に生まれ変わらせることができます。

さらに簡単なアレンジもできます。シラスやツナ缶、ワカメ、塩もみキュウリなどとあえれば、おいしい酢の物ができあがります。私は、ミニトマトを半分に切り、それと一緒に食べるのも好きです。

冷奴や納豆にのせて食べても美味です。味に変化をつけたいときには、柚子コショウや七味唐辛子、明太子、海苔の佃煮、ゴマ油などと一緒に食べるとよいでしょう。

簡単にバリエーションを広げられるので、毎日でも飽きないのも、酢キャベツのよいところです。

ここは押さえておこう！

第2章のまとめ

「もっと食べたい」と食欲を止められないのは、脳がストレスから解放されたがっているから。その欲求にしたがって食べている限り、デブはやめられない。

食事の最初に「酢キャベツ」「食前キャベツ」をとることで、食に対する脳の依存をすんなりと断ち切ることができる。

とくに「酢キャベツ」には、胃腸の健康を増進し、高血圧を改善し、肝臓の疲労を回復させる効果を期待できる。

1日1回食べて、やせ＆健康体質になろう。

第3章

「酢タマネギ」でぜい肉の蓄積を防ごう

酢は日本人を健康にする調味料

酢の健康効果は、私たちが考えている以上に大きいものです。酢という日本伝統の調味料をダイエットに活用しないのは、もったいないことです。

そこでもう1品、常備菜としてストックしておくとよいのは、「酢タマネギ」です。

酢タマネギのつくり方も、酢キャベツと同じく簡単です。タマネギを薄くスライスして塩をふりかけたら、酢を注ぎ、ハチミツを加えて軽く混ぜればできあがり。

漬けた翌日から食べられますが、数日待つと、酢とタマネギがよくなじんで食べやすくなります。

1回の食事で、酢キャベツと酢タマネギの2つを食べるのが大変という人は多いと思います。そうした場合は、朝は酢キャベツにし、夜は酢タマネギにするというように、交互に食卓にのせるとよいでしょう。

また、タマネギにも腸を元気にして善玉菌を増やし、ヤセ菌の活動力を高める効果があります。これを酢漬けにすることで、腸をより健康に導くことができます。

酢タマネギのつくり方

準備するもの

●タマネギ１個　●塩少々　●酢150〜200ml
●ハチミツ大さじ２杯　●保存容器

つくり方

● タマネギの皮をむいて、縦半分に切り、芯や芽を除き、繊維に沿ってスライスする。

● タマネギをボウルに移し、30分から1時間ほど室温に置く。そのあと、塩をふりかけてよく混ぜる。

● 保存容器に入れて、タマネギがひたひたになるまで酢を注ぐ。

● ハチミツを加えてよく混ぜれば、完成。

マイ善玉菌を増やすにはオリゴ糖がよい

ヨーグルトや味噌などの発酵食品を食べて菌を腸に届け、腸内細菌の働きを活性化させようという考えを「プロバイオティクス」といいます。

これに対し、「プレバイオティクス」という考え方があります。腸にもともといるマイ善玉菌のエサを腸に送って、その活動力を高めようというものです。

このプロバイオティクスとプレバイオティクスの両方を組み合わせて行うことで、腸内環境はさらによくなります。これを「シンバイオティクス」といいます。

タマネギは、プレバイオティクスに効果的な食品です。オリゴ糖が豊富だからです。

乳酸菌やビフィズス菌などの善玉菌は、オリゴ糖が大好きです。

こんな実験があります。オリゴ糖を毎日飲んでいたところ、腸のビフィズス菌の量が1週間で2倍以上に、2週間後には3倍近くに増えたのです。ところが、オリゴ糖の摂取をやめると、1週間後にはもとの状態にほぼ戻ってしまいました。

つまり、マイ善玉菌を増やして、ヤセ菌が活動しやすい腸内環境を築くには、オリゴ糖を毎日とることが大事なのです。

オリゴ糖の豊富な酢タマネギを毎日食べることは、マイ善玉菌に最良のエサを与え、活性化させることになります。

なお、オリゴ糖は大豆やインゲン豆などの豆類、ゴボウにも豊富です。きな粉や納豆を食べることでも、マイ善玉菌を増やせます。

オリゴ糖は甘味料としても売られています。これを購入する際には、オリゴ糖ができる限り１００パーセントに近いものを選んでください。なかには、オリゴ糖よりも砂糖を多く含んでいたり、人工甘味料で味つけをしていたり、酸化防止剤や保存料などの食品添加物を使っていたりするものもあります。購入に際しては、パッケージの原材料欄を必ず確認しましょう。

天然のハチミツもおすすめです。オリゴ糖が豊富なうえ、ビタミン類やミネラル、アミノ酸、抗酸化物質など健康な体づくりに大事な成分がたくさん含まれています。

なお、テンサイ糖にもオリゴ糖が多く含まれます。ただ、アメリカ産のテンサイ糖は遺伝子組み換えのものがあるため、購入の際には自分の目で原材料欄をしっかり確認し、良質なものを選ぶようにしましょう。

生タマネギの辛みはがん予防に効く

タマネギは、整腸作用の他にも、多くの健康効果があります。

第一には、がんを予防する効果です。

タマネギに含まれる硫化アリルという成分は、抗がん作用があるとされます。とくに、胃がんや大腸がんを予防する効果が知られています。

硫化アリルは、タマネギの辛み成分であり、タマネギを切っている際、私たちに涙を出させる成分です。あの辛さががん予防によいのです。

生食の際、辛みを抜くためにタマネギを水にさらす人がいますが、そうしてしまうと、健康効果は半減します。硫化アリルは水に溶け出しやすい性質を持つからです。**酢タマネギをつくる際には、水にさらさないことが大事**なポイントです。

また、59ページで紹介した酢タマネギのつくり方では、スライスしたタマネギを30分から1時間ほど室温に置くように記しました。そうすることで、硫化アリルなどタマネギの持つ有効成分をより引き出すことができ、健康効果を高められます。

硫化アリルは、疲労回復にも働きます。ビタミンB_1の吸収を助ける作用があるからです。

ビタミンB_1は、体内の糖質をエネルギーに変える際に酵素の働きを助ける役目があります。体の代謝を活発にし、エネルギーを効率よくつくるのになくてはならないのがビタミンB_1なのです。よってビタミンB_1は、ダイエットにも作用します。

体内で余った糖質は、脂肪に変換されて体に蓄えられてしまいます。これを防ぐには、ビタミンB_1と硫化アリルを一緒にとって、糖質をエネルギーに変える力を増進させてあげることです。

ビタミンB_1は、豚肉やうなぎ、玄米、そば、大豆、豆腐や納豆、ゴマなどに豊富です。私は酢タマネギを納豆に混ぜたり、冷奴にのせたり、豚肉と一緒に炒めたりして食べます。そうすることで、ダイエット効果をより高めることができます。

他にも、硫化アリルは血液をサラサラにしてくれますし、風邪の予防にも働きます。

酢タマネギは血管を若返らせる

タマネギには、ケルセチンという抗酸化成分も含まれます。ケルセチンには、血管をしなやかにするとともに、血管が酸化することで生じるダメージを防ぎ、若返らせる働きがあります。

血管が老化して起こる病気に動脈硬化があります。動脈硬化は、脳梗塞や心筋梗塞など命にかかわる病気につながっていく症状です。

血管を若返らせてくれる**タマネギには、毎日食べることによって、そうした動脈硬化を予防・改善する効果がある**のです。

また、動脈硬化は高血圧の原因にもなります。動脈硬化によって血管が劣化し、硬くなった状態で血流をうながすと、血管に強い圧力をかける必要が出てくるからです。

最高血圧が140㎜Hg以上、あるいは最低血圧が90㎜Hg以上になると高血圧と診断されます。現在、高血圧と診断される人は非常に多く、患者数は1000万人を超え、年間の医療費は２兆円に迫るほどです。

私は、日本中の人が酢タマネギを毎日食べるようになれば、医療費の削減にも大いに役立つのではないかと考えています。

酢に含まれる酢酸には、高血圧を改善する効果があることは前にお話ししました。毎日、酢を大さじ１杯（15㎖）とるだけで、血圧を下げる効果があることがわかっています。これは酢酸が細胞内でアデノシンという成分になるからです。アデノシンには血管を拡張させ、血流をよくする働きがあります。

血管を若返らせるケルセチンと、血流を増進する酢酸を一緒にとれる酢タマネギは、高血圧の克服にとてもよい料理なのです。

ただし、高血圧改善に酢タマネギを役立てるには、つけ汁の酢も大さじ１杯ずつ一緒にとることです。

短鎖脂肪酸はやせ体質になる万能成分

「これさえ食べれば健康になれる！」という万能食は存在しません。しかし、「これが腸内で多く生成されれば、やせ体質で健康になる」という万能な成分はあります。

それは「短鎖脂肪酸」です。短鎖脂肪酸は人の体内で次のような働きをします。

◎脂肪の蓄積を減らし、全身の代謝を活発にして肥満を防ぐ
◎糖尿病を直接的に改善するホルモン「インクレチン」を増やす
◎アレルギー反応を抑える細胞「制御性T細胞」を増やす
◎「幸せホルモン」と呼ばれるセロトニンの分泌をうながす
◎腸のバリア機能を高め、食中毒や炎症、食物アレルギー、動脈硬化、がんなどの病気を防ぐ
◎短鎖脂肪酸がつくられる過程で腸内細菌から水素が発生し、細胞の酸化を防ぐ
◎腸管が活動するためのエネルギー源になる

まるで万能薬のような働きです。短鎖脂肪酸は、ダイエットにも健康増進にもよく働いてくれる物質なのです。

この〝万能薬〟は、どうすれば増やせるでしょうか。

それは、ヤセ菌であるバクテロイデス門の腸内細菌を増やすことです。ヤセ菌には、食物繊維やオリゴ糖をエサにして、短鎖脂肪酸をつくり出す働きがあるのです。

そしてこの〝万能薬〟は、食物繊維やオリゴ糖の摂取と一緒に酢をとることで、体内の生成量を増やせることがわかってきたのです。

なぜなら、**酢に含まれる酢酸こそ、短鎖脂肪酸の一つ**だからです。

短鎖脂肪酸には、他にも「酪酸」や「カプロン酸」があります。これらは、バターやチーズに含まれます。ただ、バターやチーズは脂肪分が多いため、少量食べる分にはよいとしても、とりすぎればかえってデブ菌を増やし、肥満につながります。

一方、酢はヘルシーで発酵食品でもあります。ですから、毎日摂取することで肥満の解消に役立てていけるのです。

短鎖脂肪酸を減らせば脂肪がたまる

アメリカの国立糖尿病・消化器・腎疾病研究所（ＮＩＤＤＫ）の実験では、標準体重の人の体内に吸収されたエネルギーが１５０キロカロリー増すごとに、腸内のデブ菌が20パーセントも増加し、その分ヤセ菌が減少することが確認されています。

また、腸内でヤセ菌が減ってしまうと、短鎖脂肪酸の量も少なくなって、脂肪が体にとり込まれやすくなることもわかっています。

ではなぜ、短鎖脂肪酸が減ると、体に脂肪がたまりやすくなるのでしょうか。

肥満は、脂肪細胞の内部に脂肪が蓄えられ、肥大化することで起こってきます。この脂肪細胞には、短鎖脂肪酸を感知するセンサー（受容体）がついていて、そのセンサーが短鎖脂肪酸を感知すると、細胞は栄養分のとり込みをやめ、脂肪が過剰になるのを防いでいるのです。

しかも、短鎖脂肪酸の酢酸が脳へ届くと、食欲を抑える刺激となって、食べすぎを予防できます。脳からの「もっと食べたい」という欲求を消してくれるので、「つい、食べすぎてしまった」ということがなくなるのです。

さらに、交感神経にも短鎖脂肪酸に反応するセンサーが備わっています。

私たちの体は、自律神経という主に内臓の機能を調節する神経によって、生命活動を保っています。この自律神経の働きは、活動時に優位になる交感神経と、休息時に優位になる副交感神経のバランスによって成り立っています。

そのうちの交感神経が短鎖脂肪酸を感知すると、全身の代謝が活性化します。心拍数が増えたり、体温の上昇が起こったりして、脂肪の消費を始めるのです。

なお、東京農工大学大学院の木村郁夫特任准教授によれば、短鎖脂肪酸を感知するセンサーは、脾臓やリンパ節などの免疫系組織などにも存在しているといいます。短鎖脂肪酸は、全身のエネルギー調節や免疫力の増進とも密接にかかわっているのです。

このダイエットと健康増進の〝万能薬〟である**短鎖脂肪酸を増やすために、もっともよい料理が酢タマネギ**だと私は考えています。

酢タマネギは料理にあわせて使いわけよう

以前、酢を原液で飲む健康法が流行したことがありました。しかし、高い濃度のまま飲んでしまうと酸が強すぎて、口の中や食道、胃などの粘膜を荒らしたり、胸焼けを起こしたりする可能性があります。歯のエナメル質が溶けてしまうこともあります。酢は、調味料の一つとして料理に使って、毎日摂取するのがベストです。

また、酢の選び方も大事です。酢には醸造酢と合成酢があります。

購入に際してはパッケージを確認し、合成酢は避けてください。合成酢とは人工的につくられた調味料で、砂糖や酸味料、化学調味料などを加えて製造したものです。

原材料名が何かわかる、シンプルなものだけでつくられた酢を選ぶことです。

醸造酢には、米酢、米黒酢、大麦黒酢、りんご酢、ぶどう酢などの種類があります。種類によって味や健康効果は違いますが、すべてに酢酸は含まれます。いろいろな酢で酢タマネギをつくっておき、気分や料理にあわせて使いわけるのもおすすめです。

◎**穀物酢**　安価で手に入れやすい、もっとも一般的な酢。小麦や米、コーンなどが原材料として使われている。コーンが原材料として使われている際には、「遺伝子組み換えではない」と明記されているか確認しよう。

◎**米酢**　米を原料としてつくられた酢。１リットル当たり、米が40グラム以上使用されているものをいう。米の甘みとうまみが感じられ、味もまろやか。

◎**黒酢**　長期間熟成して麹菌を発酵させるため、色が琥珀色に変化している。クエン酸やアミノ酸が豊富。疲労回復やダイエット効果、高血圧予防を期待できる。酸味が少なく、肉料理や中華料理との相性がよい。

◎**りんご酢**　りんごからつくられた果実酢。フルーティな甘さとさわやかな酸味が特徴。カリウムが他の酢より豊富。カリウムにはナトリウムを排出する作用があるため、高血圧予防やむくみ解消によい。

◎**ワインビネガー**　ぶどうの果汁からつくられた酢。ワインと似た渋みや香りがある。赤のビネガーには抗酸化作用の強いポリフェノールが豊富でコレステロールを抑制する作用がある。白のビネガーには動脈硬化予防や疲労回復、整腸作用がある。

◎バルサミコ酢　ワインビネガーと同じくぶどう果汁が原料。熟成期間が長いため、クエン酸やアミノ酸、ポリフェノールが多い。がん予防や老化予防、生活習慣病の予防を期待できる。

酢タマネギのアレンジ方法

酢タマネギはそのまま食べてもおいしいですが、料理にアレンジして加えるのもおすすめです。工夫しだいでおいしい料理が簡単にできあがります。

たとえば、お刺身をきれいに並べて、そのうえに酢タマネギをちらし、塩コショウとガーリックオイル（第9章で紹介）をふれば、カルパッチョが手軽にできます。

酢タマネギとワカメやキュウリをあえれば、酢の物になります。千切りした長イモや、小口切りのオクラ、たたいた梅干し、シラスなどとあえてもよいでしょう。

サラダに加えるのもおすすめです。また、酢タマネギと漬け汁の酢、醤油を小皿に入れ、餃子やシュウマイをつけて食べると、さっぱりといただけます。

手羽元と大根の煮物をつくり、最後に酢タマネギと漬け汁を入れて軽く煮込めば、さっぱり煮物のできあがりです。

万能タレもつくれます。酢タマネギと「冷凍キノコ（第4章で紹介）」を炒め、漬け汁、醤油、砂糖で味を調えれば、キノコソースのできあがり。牛やチキンのステーキだけでなく、こんにゃくステーキにもよくあいます。

私は糖質制限をしているので白米は食べないようにしていますが、お祝いごとなどがあると、お稲荷さんをつくっていただくこともあります。そんなときには、みじん切りにしたタマネギで酢タマネギをつくっておき、ご飯に加えます。こうすると、いつものお稲荷さんがダイエットフードに変わります。

みじん切りの酢タマネギは、冷蔵庫に常備していると、とても便利です。焼肉のタレに混ぜたり、ドレッシングにしたり、味噌と混ぜて味噌ダレにしたり、鍋のタレに使ったり、納豆に混ぜたり、味噌汁に加えたり……。

どんな料理にもぴったりとあい、さっぱりとしたダイエットフードへと変身させてくれるでしょう。

ここは押さえておこう！

第3章のまとめ

ヤセ菌が増えると腸内で「短鎖脂肪酸」が増える。

短鎖脂肪酸は、ぜい肉の蓄積を防いで、やせ体質になるための万能成分。オリゴ糖と酢酸を一度にたっぷりとれる酢タマネギは、この万能成分を増やす最良の常備菜だ。

酢タマネギを冷蔵庫にストックしておき、いつもの料理に加えれば、ダイエットフードに早変わり。

いろいろな料理にアレンジして、ぜい肉の蓄積を防ごう。

第４章

「冷凍キノコ」で肥満へのスパイラルを断ち切る

抗生物質が人を太らせやすくする

最近、私はとてもおもしろい本を読みました。

『失われてゆく、我々の内なる細菌』（みすず書房、山本太郎訳）という本です。

著者のマーティン・J・ブレイザー氏はニューヨーク大学トランスレーショナル・メディシン教授であり、30年以上にわたって人の健康と細菌の関係について研究している人物です。

本書の中では、抗生物質の罪についても述べています。その内容の一つが、家畜に対する抗生物質の投与です。

日本をはじめ世界各国では、家畜が生まれるとすぐに抗生物質の投与を継続的に行います。抗生物質を与えると家畜は太ってきて、多くの脂肪を蓄えるようになるからです。抗生物質の投与によって体格を大型化し、肉の量を増やしているのです。

なぜ、抗生物質の投与が、家畜の肉づきをよくするのでしょうか。

このことについてブレイザー教授は研究を行いました。わかってきたのは、治療で使う用量以下の抗生物質であっても、投与によって腸内細菌叢は構成を変えてしまうことです。腸内環境の勢力図がデブ菌優勢へと塗り替えられてしまうのでしょう。

また、ブレイザー教授らは、盲腸の内容物から短鎖脂肪酸の量を測定しました。結果、抗生物質を低用量しか投与しなかったマウスは、多くを与えた群よりも、短鎖脂肪酸が統計的に優位に多いことがわかりました。

短鎖脂肪酸がダイエットの〝万能薬〟ともいえる物質であることは、前章でお話ししました。短鎖脂肪酸の量が多いほど、人はやせやすく、少なくなると太りやすくなります。

次に、どの種類の細菌が、子どものマウスの腸内で優位になっているかが調べられました。結果は、４週間目の対照群のマウスでは、乳酸桿菌《にゅうさんかんきん》が優勢でした。

乳酸桿菌は母親の膣にいる常在菌です。私たちは出生時、母親の産道にいる乳酸桿菌を大量に飲み込み、腸にとり入れてマイ善玉菌にします。その乳酸桿菌は、授乳期を終えるまで腸内で優勢になっています。４週目のマウスはちょうど授乳期を終えたところで、この時期はマウスも人も乳酸桿菌が優位なのです。

しかし、抗生物質を投与したマウスでは、乳酸桿菌の多くが消失してしまい、他の種類の細菌が優位になっていました。ブレイザー教授はその菌が何かを書いていませんが、おそらく、フィルミクテス門のデブ菌だろうと、私は考えます。

肥満とは「現代の疫病」である

ブレイザー教授は、著書の中で「最も顕著な現代の疫病が肥満である」と指摘しています。

アメリカでは、1990年に12パーセントだった肥満人口が、2010年には30パーセントを超えています。これはアメリカだけに起こっている現象ではありません。世界保健機関（WHO）によれば、2008年、世界の15億人の成人が標準体重をオーバーしており、そのなかの約2億人の男性と約3億人の女性が肥満と推計されているとのことです。

これは日本でも起こっている問題です。平成26年の厚生労働省の発表では、日本人の男性28・６パーセント、女性20・３パーセントが肥満だというのです。ブレイザー教授の言葉を借りるならば、男性の３人に１人、女性の５人に１人が「肥満という疫病」にかかっていることになります。

肥満が世界的に増えてきているのは、単に食べ物や運動不足だけの問題ではないでしょう。近年、私たちが抗生物質をたびたび口にするようになったことも、深刻な原因の一つとして考えられます。

中耳炎や風邪になると、すぐに抗生物質が処方されます。患者は医師の処方に疑いもせず、それを飲み込みます。しかし、最近の研究によって、抗生物質に風邪を治す作用も、二次感染を予防する作用もないことがわかっています。

また、食肉の中に潜んでいる抗生物質も知らず知らず摂取しています。

そうやって日々腸内細菌叢を混乱させていることが、体重の増加につながっていると

ブレイザー教授は警鐘を鳴らしているのです。

ブレイザー教授らの研究では、もう一つ大切なことがわかっています。

マウスの身体組織の変化は16週間後に現れましたが、**腸内細菌叢の変化はわずか４週**

間で明らかになったということです。つまり、腸内細菌叢の変化は、身体の組成に先立って起こってきていたのです。

つまり、体が太ってくる前には、かなり早い段階から腸内細菌叢に変化が起こってきているということです。

これを反対から考えてみてください。先に腸内細菌叢を変化させることができれば、やがて身体組織に変化が起こってきます。とにもかくにもヤセ菌を増やす努力をすれば、自ずと体はやせてくる、ということです。

そのためには、十分な食物繊維が必要です。ヤセ菌は食物繊維をエサとし、短鎖脂肪酸をつくり出すからです。

食物繊維不足はキノコで手軽に補える

キノコは、豊富な食物繊維を抱えています。エリンギには100グラム中4・3グラム、エノキダケには3・9グラム、シメジには3・7グラム、シイタケには3・5グラム、マイタケには２・７グラムの食物繊維が含まれます。

しかも**キノコは、水溶性と不溶性という２つの種類の食物繊維をバランスよくあわせ持っている**のです。

水溶性の食物繊維は、水分を含むとドロドロになることはお話しました。ゲル状になった水溶性食物繊維は、食べ物を包み込んで胃腸内をのろのろと動いていきます。それによって消化吸収はゆっくりになり、食後の血糖値の急激な上昇を抑えることができます。有害な物質や不要なコレステロールなどを抱え込んで、大便として排泄させる作用もあります。また、水溶性食物繊維は腸内で発酵しやすく、それが腸内細菌たちのごちそうとなるのです。

一方の不溶性食物繊維は、水に溶けないものの、水を含むと大きく膨らみます。これによって、腸にある不要物を絡め取りながら大便を大きくします。まさに、腸の掃除屋として働いてくれるのです。また、腸壁を刺激し、腸の内容物を前へ前へと押し出す蠕動運動を活発にしてくれます。そうして便通を起こしているのです。

しかも、不溶性食物繊維の豊富な食材は、繊維質なものが多いため、よく噛まなければば飲み込むことができません。たくさん噛むことで、脳の満腹中枢は刺激され、少量でもおなかがいっぱいに感じやすくなります。食べすぎを防げるので、ダイエットには不可欠な栄養素なのです。

食物繊維の摂取目標は、成人男性では1日当たり19グラム以上、女性では17グラム以上とされています。ところが実際には、摂取量の平均は14グラムにも達していません。これでは排泄物が十分に育たず、おなかがぽっこりしても不思議はないでしょう。

こうした食物繊維の摂取不足を補うために、キノコは最適です。太めのエリンギを2本（約100グラム）も食べれば、食物繊維の1日の不足分を埋められるのです。

「冷凍キノコ」をストックしておこう

キノコは、家計にも非常に優しい食材です。工場で栽培されているため、価格も安定しています。悪天候がたたって、高騰するという心配もありません。ストックしておきやすいというメリットは、ダイエットの強い味方になってくれます。

私は、キノコが安売りしていると、これ幸いと、多くの種類のキノコを買ってきます。そして、石づきをとり、食べやすい大きさに切って、一つのフリーザーバッグに入れて冷凍庫にしまいます。このキノコミックスを私は「冷凍キノコ」と呼びます。

冷凍キノコをストックしておくことで、数種類のキノコを毎日手軽に食べることができるのです。

そうやって食物繊維をたっぷりとっていると、腸内細菌叢の勢力図はまもなく変わってきます。そのスピードは速く、食事を変えるだけでわずか24時間後に変化が起こってきます。２週間も過ぎれば、腸内の菌交代はほぼ終わっていることでしょう。

ただし、再び腸に悪いものを食べ始めてしまえば、たちまち悪い方向に菌交代が起こってしまいます。

そんなときにも、次の食事で食物繊維をたっぷりとってあげれば、悪玉菌やデブ菌が過剰に繁殖する心配がなくなります。高食物繊維のキノコが、ヤセ菌が再び優位になるよう腸を整えてくれるからです。

また、冷凍するのはキノコの保存期間を長くする目的もあります。とくに生のシイタケは腐りやすい性質があります。だからといって、価格の安い日にまとめ買いをして、一度にたくさん食べてしまうと、湿疹などのアレルギー反応を起こす心配があります。どんなに健康によい食材も、「過ぎたるは及ばざるがごとし」です。一度で大量に食べるよりも、少量ずつ毎日食べ続けることが大事なのです。

冷凍キノコは旨み成分が多い

キノコは、生のまま加熱調理するよりも、いったん冷凍してから調理したほうが、おいしくなるという性質も持っています。

キノコは凍らせることで、細胞膜が壊れ、グアニル酸などの旨み成分が出てきます。これによって、旨み成分を数倍にも引き出すことができるのです。

ただし、エリンギやシメジは冷凍すると柔らかくなって歯ごたえがなくなってしまいます。この点だけは、残念なところです。

私は、冷凍キノコを味噌汁や煮物、鍋、野菜炒めなどに加えて毎日少しずつ食べています。冷凍キノコに醤油をたらし、バターをのせてホイル焼きにしても美味です。

また、お肉を焼いたときには、この冷凍キノコを第9章で紹介するガーリックオイルで炒め、醤油などで味をつけ、ソースにしています。そこに大根おろしを加えれば、さらにおいしくなります。冷凍キノコをストックしておくことも、毎日の食事のしたくをとても楽にしてくれるでしょう。

冷凍キノコのストックが余ってきたら、今度は「冷蔵キノコ」をつくります。冷凍キノコを耐熱容器に入れ、塩を少々ふりかけ、電子レンジで加熱します。キノコが冷めたら、密閉容器に入れます。こうすると、常備菜としてそのまま食べることができ、冷蔵庫でも保存できます。

この冷蔵キノコも、使い方はいろいろです。醤油をたらしてそのまま食べることもできますし、大根おろしとあえたり、サラダや冷奴にのせてもよいでしょう。冷蔵キノコとワカメを、ポン酢とゴマ油であえて食べるのもおすすめです。

私は健康のために、白米などの主食はとらないようにしていますが、「ご飯が欠かせない」という人は多いでしょう。そうした場合には、冷蔵キノコに醤油をたらし、それをご飯にのせて食べるとよいでしょう。キノコの食物繊維と一緒に食べることで、糖質の吸収をゆるやかにしてくれるからです。

便秘の強い味方「キノコヨーグルト」

「便通が悪いな」と感じるときには、快便への一手として「キノコヨーグルト」をおすすめします。つくり方は、冷蔵キノコにヨーグルトをかけるだけ。分量はお好みでよいですが、ヨーグルト100グラムに対し、冷蔵キノコ40グラム程度が、ちょうどよい食べやすさでしょう。

意外性の高い組み合わせゆえに、「エッ」と思われる方も多いと思います。でも、食べてみると、けっこうおいしいものです。便秘を治し、快適な便通が得られるために、薬だと思って割り切って食べてもらえればよいと思います。

食べるタイミングは、朝食がベストです。キノコヨーグルトが腸を刺激し、便意を起こしやすくしてくれます。

なぜ、キノコとヨーグルトを一緒に食べるとよいのでしょうか。それは、キノコに多い食物繊維と、ヨーグルトというマイ善玉菌のエサを一緒にとることができるからです。こうすることで効率よくマイ善玉菌を増やし、腸の蠕動運動を促進できます。

みなさんに腸によい食事についてお話ししている私ですが、お祝い事などがあると、楽しさからつい食べすぎてしまうこともあります。

そんなときにも、翌朝にキノコヨーグルトを食べます。高脂肪・低食物繊維の食事など、悪玉菌やデブ菌が喜ぶ食事をしてしまったとしても、キノコヨーグルトでマイ善玉菌とヤセ菌にエサを与えれば、腸が悪いスパイラルに進んでいかないよう流れを止めることができるのです。

夜食には、キノコとタマネギの味噌汁がよい

夜遅く帰宅した際、あなたは何を食べるでしょうか。

痩身と健康を考えるならば、夜９時を過ぎたら何も食べないのがベストです。

でも、そうはいかないですよね。疲れていると何か食べたくなるのは、空腹を満たしたいという欲求からだけではありません。ストレスを解消して心を落ち着かせたいと脳が求めてくるからです。

だからといって、糖質や脂質など脂肪に変換されやすいものをおなかいっぱい食べてしまえば、太るのは自然なことです。

最近の研究では、夜9時を過ぎて食事をすると、肥満遺伝子とも呼ばれる「BMAL1」の働きによって、体内に脂肪がより蓄積しやすくなることがわかっています。

肥満は万病のもとです。人は健康のために食事をするのに、夜9時以降の食事は体を壊す食事になりかねないのです。その害を抑えつつ、夜食をとるにはどうしたらよいでしょうか。答えは、脂肪になりにくい食材を選んで食べることです。

キノコは糖質も脂質も極めて少なく、カロリー値もほとんどありません。腸に入れても、脂肪になりにくいのです。夜食にも冷凍キノコはおすすめです。冷凍キノコとタマネギで味噌汁をつくれば、体も心もほっこり癒やされるでしょう。

冷凍キノコのつくり方

つくり方

- 3種類以上のキノコを食べやすい大きさにし、フリーザーバッグに入れて冷凍。
- 調理の際には冷凍のまま加熱する。

キノコヨーグルトのつくり方

つくり方

- 冷凍キノコをひとつかみほど耐熱容器に入れ、塩少々をふり、電子レンジで加熱。
- キノコの水気を切り、ヨーグルトをかけて食べる。味がたりなければ塩を加えよう。

ここは押さえておこう！

第4章のまとめ

デブの背景には、腸内細菌叢の乱れがある。この乱れを整え、ヤセ菌が優勢の腸を築くことで、人はやせ体質に変わっていく。

そのためには食物繊維が大事。キノコは豊富な食物繊維を含んでいます。

そこで、数種類のキノコを食べやすい大きさに切って冷凍する「冷凍キノコ」をストックしよう。毎日、約100グラム（小皿1杯程度）食べれば、1日の不足分の食物繊維を補える。

第5章

太りすぎの健康害は「ハナビラタケ」で消す

ハナビラタケは「幻のキノコ」

ダイエットの天敵はストレスです。ストレスを感じると、人は食べすぎてしまう性質を持つからです。そこで、ストレスへの耐性を高めるうえで、よい食材があります。それは、ハナビラタケというキノコです。

ハナビラタケはかつては「幻のキノコ」と呼ばれていました。

夏から秋にかけて、北関東から北海道の山奥で育つ白いキノコです。ほとんどのキノコは湿気が多く、太陽の光が当たらない場所に生えています。ところがハナビラタケは、カラマツやブナに寄生して栄養を吸って育ちます。北アメリカでは木を枯らす害とされますが、登山家やキノコ愛好家の間では、見つけるのが難しいけれどもコリコリとした食感がおいしいとして「幻のキノコ」といわれているのです。

最近では、人工栽培ができるようになり、スーパーなどにも並ぶようになってきました。それというのも、ハナビラタケの健康効果の高さに注目が集まり、世界中で研究がさかんに行われるようになったからです。

キノコには、β－グルカンという抗酸化物質が含まれます。そのβ－グルカンを、ハナビラタケは極めて多く含んでいます。

たとえば、β－グルカンの含有量が多いと知られるアガリクスは１００グラム当たり11・６グラム、マイタケは18・１グラムです。これに対して、ハナビラタケのβ－グルカンは１００グラム中63・２グラムにもなります。ハナビラタケは、まさにβ－グルカンの塊のような食べ物なのです。

しかも、ハナビラタケのβ－グルカンのほとんどは、β（１－３）グルカンという種類です。このタイプは、非常に強い抗酸化作用があると、研究報告されています。

現代人の体はサビやすい

なぜ、ストレスの耐性を高めるために、β－グルカンがよいのでしょうか。

私たちは日々、なんらかのストレスを感じながら生きています。少々のストレスはがんばる原動力にもなりますが、過剰になれば生きる気力を奪い、病を起こす原因ともなってきます。それは、体内で大量の活性酸素が発生するからです。

最近の研究では、現代人に起こる病気の9割は、活性酸素が原因とわかってきています。活性酸素とは、酸素よりもずっと酸化力の強い物質であり、私たちの体内でたえず発生している分子です。

私たちの体は、呼吸によって酸素をとり込んでいます。酸素は、わずかな糖質を燃焼させて多くのエネルギーを産生する働きを持っています。

ところがその際、活性酸素もつくってしまうのです。活性酸素は燃えカスのようなものです。呼吸でとり込んだ酸素の約2~3パーセントが活性酸素に変化します。

それではなぜ、活性酸素は酸素よりも強い酸化力を持つのでしょうか。

活性酸素はとても不安定な分子構造をしています。その不安定さゆえ、触れるものから分子を奪いとる攻撃的な性質をしているのです。分子をとられた物質は劣化し、変質します。これが酸化するということです。

鉄が酸化すると赤茶に変色し、ボロボロになります。あれと同じようなことが、活性酸素を過剰に浴びた細胞では起こってきます。そこから病気や老化が生じるのです。

なお、活性酸素が発生する原因は、呼吸だけではありません。

私たち人間の体を構成する約37兆個の細胞は、１万年前から変わっていません。免疫機能も１万年前のシステムのままです。１万年前とは、人が裸同然の姿で狩猟採集により毎日の食を得ていた時代です。本質的に、人間の体にとってはそうした生活こそが自然なのです。

不自然なものを体に入れると、それを消去しようと活性酸素が発生します。活性酸素は本来、体内に存在する異物を抹消するための免疫組織の一つでもあります。免疫システムが異物と判断した物質を見つけると、活性酸素を噴射してそれを退治します。ところが、異物が体内に多く発生するとその分活性酸素も大量になり、手当たりしだい身近な体細胞を攻撃してしまうのです。

現代に生きる私たちは、１万年前にはなかったものに囲まれて生活しています。食品添加物や農薬などの化学物質、たばこ、大気汚染、電化製品やパソコン、スマートフォンから発生する電磁波などは、活性酸素を発生させるリスクファクターです。

過剰なストレスも、活性酸素を大量に発生させます。ストレスをため込んでいる人ほど病気になりやすく、老けやすいのは体内に活性酸素が充満しているためです。

ですから、健康で若々しい体をつくるには、活性酸素の害に対抗できる物質を常に体内に入れておく必要があります。そこで摂取したいのが、β-グルカンなのです。

β-グルカンは、活性酸素を消去する力に長けています。強力な抗酸化作用を持っているからです。そして、酸化したものをもとに戻す作用もあるのです。

β-グルカンは放射線の害を防ぐ

なぜ、β-グルカンは活性酸素に効くのでしょうか。

答えは遠くさかのぼり、生物の進化史に隠されています。

地球が生まれたのは、およそ46億年前です。そのころ熱かった地球が徐々に冷え、海ができました。当時の地球は、宇宙線など放射線が強い環境下にありました。そのため、地球に生物はいませんでした。生物が誕生したのは、約38億年前のことです。地球上に大気が現れ、オゾン層が形成され始め、放射線量がやや弱められたからです。

それでも放射線量はまだ強く、生物のすみかとして許されたのは深い海の底でした。生命が浅い海に移動したのは、地球に磁場が形成され、宇宙線の侵入を防げるようになった約27億年前です。生物が陸上に進出してきたのは、紫外線を防ぐオゾン層が形成された約20億年前、そして多細胞生物が出現したのは約10億年前でした。

このように、生命の誕生と進化には、放射線や紫外線が深く関与していたのです。

そうした過酷な環境下で最初に発生したのは、細菌や酵母、カビ類などの原始生命体です。これらの微生物は、放射線に強い耐性を細胞壁に備えていました。その耐性こそ、β-グルカンにあるのです。細菌や酵母、カビ類は、細胞壁にβ-グルカンを抱えていて、それによって放射線から身を守ってきたのです。

放射線が危険なのは、これを浴びると活性酸素が発生するからです。

みなさんは「もらい泣き現象」という言葉を知っていますか？　たとえば、1個の細胞を放射線で狙い撃ちするマイクロビームを使った実験をすると、約100万個の密集した細胞集団のわずか1個の細胞にヒットしただけで、隣り合っている細胞に次々とDNAの損傷や染色体異常が起こります。こうなると、細胞はアポトーシスを起こします。

アポトーシスとは「細胞の自殺」という意味です。放射線を受けた細胞から多量の活性酸素が出て、隣り合っている細胞が次々にアポトーシスを起こしていくのです。これを「もらい泣き現象」と呼びます。

つまり、放射線の害とは、それを浴びた細胞から多量の活性酸素が発生し、もらい泣き現象を起こしていくことなのです。そして、原始生命体に備わった放射線に強い耐性とは、活性酸素で身を滅ぼされないための抗酸化作用だったのです。その耐性を築いていた**β-グルカンの働きとは、強力な抗酸化作用にある**のです。

キノコは、カビの一種です。よって、豊富なβ-グルカンを含んでいます。なかでも**ハナビラタケには特出した量のβ-グルカンがあり、世界中の注目を集めている**のです。

脳のストレスが過食をうながす

実は、肥満も活性酸素を大量発生させる原因の一つです。「肥満は万病のもと」です。太った体内では活性酸素が発生しやすく、細胞が劣化しやすいのです。

つまり、太っている人が標準体型まで体重を落とすことは、見た目の問題だけでなく、病気になりにくい体づくりにも必要なことなのです。

ただ、がんばって健全なダイエットを始めたとしても、まもなく、もとに戻ろうとする力が働き始めます。リバウンドが起こってくるのです。

これは、脳が強いストレスを感じることに原因があります。

脳には、糖質の多いもの、脂っこいもの、しょっぱいものといった、肥満の原因になる栄養素を執拗に欲する性質があります。

かつて、人が狩猟・採集をしながら生きていた時代、糖質、脂質、塩は体に不可欠でありながら、手に入れにくいものでした。そんな大昔の記憶が、私たちの脳や遺伝子にはインプットされていて、それらを多く含むものを食べると「おいしい」と脳が喜ぶのです。反対に、摂取量を控えようとすると、脳がストレスを感じます。そのストレスによって活性酸素が発生します。

しかし現代は、飽食の時代です。糖質や脂質、塩分はもっとも手軽に口にできる栄養素であり、これらの過剰摂取が人を太らせ、病気を起こしているのは明らかです。

脳の依存を消すには、約2週間の時間が必要です。ダイエットを始めて2週間がたてば、糖質の多いもの、脂っこいもの、しょっぱいものなどをとらないと、イライラするようなことはなくなってきます。ですからダイエットの最初の2週間だけでも、活性酸素対策としてハナビラタケを毎日食べることは、よい方法と考えるのです。

ストレスホルモンが悪玉菌を増やす

ストレスは腸内細菌叢の構成を変え、太りやすくする原因の一つともなります。

アメリカ航空宇宙局（ＮＡＳＡ）のホールデマン博士が、１９７６年に宇宙飛行士の腸内環境を調べた研究があります。３人の宇宙飛行士の腸内細菌を継続して調査したところ、極度の不安や緊張にさらされたとき、悪玉菌優勢の腸となっていました。

また、阪神・淡路大震災の際、強いストレスを感じる環境下では、やはり悪玉菌が増加していることが確認されています。

悪玉菌が優勢になれば、デブ菌が増えて、ヤセ菌は減ります。

なぜ、過剰なストレスは、腸内細菌叢にこうした影響を与えるのでしょうか。

九州大学の須藤信行教授らの研究では、脳が有害なストレスを感じると、腸の中で「カテコラミン」と呼ばれる物質が放出され、それが腸内細菌叢を乱すことが確認されました。カテコラミンとはストレスに関与するホルモンで、ストレスにさらされると、腸内でも発生します。すると悪玉菌の増殖が進み、病原性が高まったのです。

こうなってしまうと、「少ししか食べていないのに太ってしまう」という体がつくられていきます。悪玉菌優勢の腸がデブ菌の増殖を加速させるからです。

強いストレスを感じながら生活している人に太っている人が多いのには、こうした理由もあるのです。

がんを予防する特別なβ－グルカン

過体重や肥満は、がん発症の最も深刻なリスクファクターの一つでもあります。実際、日本国内においても、肥満度が高くなるにつれて、男女ともに大腸がんのリスクが高くなると報告されています。

体重が増えるとがんを発症しやすくなるのは、体内に活性酸素が充満するからです。がん細胞は、正常細胞の遺伝子に活性酸素が傷をつけ、突然変異を起こすことによって発生します。すべての人の体内では、1日に数千個のがん細胞が発生していると言われていますが、活性酸素が過剰な体内では1万個にも膨れ上がると推計されます。

今、日本は、2人に1人ががんを発症し、3人に1人ががんで亡くなるという時代になっています。わが国はまさに「がん大国」です。そんな環境下、「いかにがんを遠ざけるか」は、私たちに共通する大命題の一つでしょう。がんになりたくなければ、過体重や肥満の人は体重を落とすことを真剣に考えるべきです。

また、**ハナビラタケを積極的に食べることも、がん予防の一策**です。

東京薬科大学の宿前《やどまえ》利郎名誉教授は、ハナビラタケのβ-グルカンにおける抗がん作用研究の第一人者です。

宿前教授の研究では、ハナビラタケから抽出したβ（1-3）グルカンを、がんを移植したマウスに1カ月間与えたところ、すべてのマウスでがんが小さくなりました。とくに、熱アルカリ抽出法（水酸化ナトリウムで有効成分を抽出する方法）によってとり出したβ（1－3）グルカンを与えたマウスは、がんが完全に消失したそうです。

がんは、免疫機能が落ちると起こる病気でもあります。毎日発生するがん細胞をたたき殺し、がん腫瘍を形成しないよう防いでいるのが免疫機能だからです。その免疫機能を支えているのは、血液中の白血球です。同研究では、抗がん剤治療によって白血球が減少したマウスに、β（1－3）グルカンを与えたところ、白血球の数が増えたことも確認されています。

さらに、人から採取した血液にβ（1－3）グルカンを加えると、サイトカインの増量が認められました。サイトカインも免疫機能の一部で、がん細胞の成長を抑える力を持つ、がん克服に欠かせない物質の一つです。

ただ以前は、β（1－3）グルカンに免疫力を強化する作用はないとされていました。分子量が大きいために、腸から吸収されないと考えられていたからです。

しかし、宿前教授らの研究では、ハナビラタケのβ（1－3）グルカンが腸内にある受容体（一種のセンサー）に触れるだけで、サイトカインが分泌され、免疫機能が強化されることをつきとめています。

コリコリとした食感が美味

過体重や肥満の人の細胞は、自分が思っている以上に活性酸素の害を被《こうむ》っています。腸によい方法で体重を落としつつも、同時に細胞のメンテナンスも大事です。そのメンテナンスに、β（1-3）グルカンの豊富なハナビラタケがよいのです。

ハナビラタケは白から薄茶色のものがあります。通常、流通しているのは人工栽培のものであり、その場合、鮮度のよいものは白く、古くなると茶色になります。よって、**人工栽培のハナビラタケを買う際には、白色のものを選ぶ**ようにしてください。

また、他のキノコよりも日持ちがよいのもうれしいところです。冷蔵庫で保存すれば2週間ほどは持つでしょう。

ハナビラタケは、花弁が幾重にも重なっているように見える姿が特徴です。最近ではスーパーでも見かけることが多くなりましたが、他のキノコたちのように常時陳列棚に並ぶところまでには至っていません。見かけたら、ぜひ購入したいものです。

また、インターネットを検索して、栽培業者から直接購入もできます。送料を考えれば多めに買ったほうがお得です。日持ちがよいので問題はないでしょう。

味は淡白で、コリコリとした食感が美味です。そのため、どんな料理にもよくあいます。毎日食べても飽きずにすむのも、大きなメリットでしょう。

ハナビラタケを使った料理で私が好きなのは、バター醤油炒めです。ハナビラタケを炒め、バターと醤油を少量加えて香りづけするだけの簡単料理です。

ハナビラタケをちぎってサッとゆで、ワサビ醤油でいただくのも美味です。ゆでたハナビラタケにかつお節と一味唐辛子、醤油をかけるだけでもおいしいでしょう。

なお、コリコリとした食感がダイエットによいという面もあります。噛まないと飲み込めないため、自然とよく噛んで食べるようになるからです。早食いの人は、年齢や性別にかかわらず太っているというデータがあります。よく噛まずに飲み込む食べ方は、腸に負担をかけ、悪玉菌とデブ菌を増やすのです。

ここは押さえておこう!

第5章のまとめ

太っている人が、がんになりやすいことは統計上明らか。

毒性の強い活性酸素が体内で充満しやすいことが一因だ。一方で、ダイエットからくるストレスも、活性酸素を発生させる原因になる。

そんなデブ菌からくる体内の害は、ハナビラタケで消し去ろう。

「幻のキノコ」とも呼ばれるハナビラタケには、抗がん効果の認められているβ(1－3)グルカンが豊富に含まれる。

第6章 「もち麦」でウエストまわりのお肉を落とす

体には2つの〝エンジン〟が備わっている

ダイエットを成功させるために、知っておきたい体のしくみがあります。それは、人間の体が2つのエネルギー生成系を持っていることです。

エネルギー生成系とは、わかりやすく表現すれば「エンジン」といえるでしょう。

その1つは「解糖エンジン」です。糖質を燃料にエネルギーをつくります。瞬発力のあるエンジンですが、効率はよくなく、エネルギーの生成に大量の糖質を使います。

もう1つは「ミトコンドリアエンジン」です。わずかな糖質を〝着火剤〟とし、酸素を使って膨大なエネルギーをつくり出します。こちらは瞬発力に弱いのですが、持続力に優れています。わずかな燃料で大量のエネルギーをつくり出せる、非常に効率のよいエンジン。まさに「省エネ型のエンジン」です。

解糖エンジンとミトコンドリアエンジンは、互いに助けあって動いていますが、どちらが主導するかは年齢で違ってきます。若い体は、瞬発力のある解糖エンジンをメインに動かしたほうがよいのです。そして40歳を過ぎた頃からミトコンドリアエンジンに重きを移し、更年期を迎える頃にはミトコンドリアエンジンをメインへと切り替えなければなりません。

つまり、50歳を過ぎたら、体は「省エネ型のエンジン」を使ってエネルギーをつくるようにしなければならないのです。若い頃のように体は多くの糖質を必要としなくなるからです。40~50歳の頃から太り始める人が多くなります。体が糖質をさほど欲していないのにとりすぎてしまうから、余剰の糖質が脂肪に変換されてしまうのです。

白ご飯は活性酸素を発生させるもと

糖質は、主食となる食品や砂糖に多く含まれます。米、パン、麺類などです。ジャガイモやカボチャなどの根菜や果物などにも含まれます。

そのうち、もっとも問題なのは、白く精製された食品です。白米やパン、ラーメン、パスタ、白砂糖などです。なぜでしょうか。食物繊維をきれいに削ぎ落としているために、腸からの吸収が速く、血糖値を急上昇させやすいからです。

では、50歳を過ぎ、ミトコンドリア系をメインエンジンにしなければならないのに、食事のたびに血糖値を急上昇させていると、どうなるでしょうか。私たちの体は、老化とともに代謝機能も徐々に落ちてきます。それなのに、若いときと同じ食事のとり方をしていると、エネルギー源として利用されなかった糖は脂肪となり、体内に蓄積されます。やがて肥満になるとさらに代謝機能は落ち、体内に備わっている抗酸化酵素の発現も低下して、活性酸素による酸化ストレスが亢進してしまうのです。

病気や老化の9割は、活性酸素が起こしています。つまり、血糖値の急上昇は肥満をつくるだけでなく、多くの病気をつくり出す原因になるのです。

ですから、**50歳を過ぎ、健康体のまま長生きするためには、白米やパン、ラーメン、パスタ、白砂糖など、血糖値を急上昇させる主食は避けたほうがよい**のです。

カロリー制限はやってはいけない

ダイエット中、多くの人が気にするのは、食品のカロリーではないでしょうか。カロリーとは、エネルギーの単位です。食べた分のカロリーをエネルギーとして消費できれば、太ることはありません。だからこそ、カロリーの値の少ないものを選んで食べることが、ダイエットの鉄則と長いこといわれてきました。

しかし、この考えには落とし穴があります。たとえば、和牛サーロイン肉は、100グラムで約500キロカロリーあります。これに対し、白米は100グラム（子ども茶碗に1杯分）で約168キロカロリーです。この2つのみをカロリーから比べれば、肉を控えて、ご飯を食べるほうが、ダイエットにはよさそうです。

しかし実際には、白米は血糖値を急上昇させ、肥満や老化をうながす食品の一つです。肉も食べすぎれば肥満の原因になりますが、体を丈夫にするたんぱく質が豊富です。とくに65歳を過ぎて肉を控えすぎてしまうと、たんぱく質の不足から命を縮めてしまうことが報告されています。ですから、私は長生きと健康のために、週に2回はステーキを食べるようにしています。このようにカロリーだけで物事を判断してしまうと、体に対して大変な過ちをおかしてしまうことになるのです。

たとえば、「低カロリー」「ゼロカロリー」のお酒やジュース、お菓子などの加工食品がたくさん出回っています。購入に際しては、原材料欄を見てください。人工甘味料や食品添加物のオンパレードです。

人工的につくり出した甘味料には、免疫機能を狂わせたり、老化物質を体内に蓄積させたりするものが多々あります。化学合成品である食品添加物には、石油系のものも多く、腸内環境を乱します。何より、1万年前に自然界になかったこれらのものは、体内に活性酸素を大量発生させる原因になるのです。

「カロリーが低いものは、ダイエットによい」という誤った常識は捨て去ってください。カロリー制限はやってはいけないダイエットの一つです。やせることができても、体を壊してしまっては元も子もないでしょう。

ダイエットで大事なのは、血糖値の急上昇を抑えつつ、体に必要な栄養素をきちんととり、一方では食品添加物や人工甘味料をできるだけ排除していくことなのです。

もち麦で便秘を改善する

「そうはいってもなあ。白米のない食事なんて考えられない」

という人は多いでしょう。そんな方々におすすめしたいのが「もち麦」です。**もち麦の最大の特徴は、食物繊維の豊富さ**です。食物繊維の含有量は、白米の約25倍もあります。ですから、血糖値を急上昇させる心配がありません。

しかも、腸内細菌の大好物である水溶性食物繊維をたっぷりと含みます。毎日食べることで、腸内環境はどんどんよくなってくるでしょう。それは、便通に現れます。とくに便秘がちの人は、スポンと心地よく排便できるはずです。

みなさんは、大便とは食べもののカスの集合体と思っているかもしれません。それは間違いです。**健康な大便の構成は60パーセントが水分、20パーセントが腸内細菌とその死がい、15パーセントが腸粘膜細胞の死がいで、食べかすは5パーセント**です。

つまり、固形部分の半分は、腸内細菌とその死がいなのです。それは、そのまま腸内環境の状態を表すものです。腸で働き終わった細菌や、増えすぎて腸からあふれ出した細菌が、大便となって出てきているのです。大きな大便は腸内環境が良好な証《あか》し、小さかったり固かったり貧弱だったりするのは、悪玉菌優勢の腸を表しています。

なお、「もち麦と玄米は、どちらが腸によいですか?」という質問をよく受けます。玄米も健康効果に優れた穀類です。食物繊維、ミネラル、ビタミン、良質な油が豊富で、完全栄養食ともいわれます。玄米を食べている方は、続けるとよいでしょう。

ただ、なかには「玄米はどうも苦手」という人がいます。そうした人には、白米にもち麦を混ぜて炊くのがおすすめです。もち麦は炊き上がりが白く、白米のようにいただけます。ちなみに、**もち麦の食物繊維量は玄米の約4倍**です。白米に混ぜて炊いても、十分な食物繊維を摂取できるのもうれしいところです。

ポッコリおなかがペタンコに

体型はさほど太っていないのに、おなかだけポッコリしている人がいます。こうした人は、食物繊維の不足が考えられます。

太ることを敬遠して、食べる量を減らすのはよいのですが、食物繊維の摂取量まで減らしてしまっているのです。これも、ダイエットによくある現象です。

水溶性の食物繊維には、内臓脂肪を減らす働きがあります。内臓脂肪とは、内臓のまわりにつく脂肪のことです。これが多くなると、高血圧や糖尿病、動脈硬化症、高脂血症などの生活習慣病が起こりやすくなると危険視されています。内臓脂肪がとくにつきやすいのは、ウエストまわりです。食事量を減らしてダイエットしているつもりが、内臓脂肪を増やしているのだとしたら、なんのためのがんばりかわからないでしょう。

「太りたくない、でもお菓子は食べたい」

「お酒は飲みたい」

と、お菓子やお酒のために、食事を極端に減らす人がいますが、こうした人も内臓脂肪を増やしやすいので気をつけることです。

なお、水溶性の食物繊維を摂取すると、内臓脂肪が減るのは、糖質の吸収や消化がゆるやかになり、血糖値の急上昇を防げることが理由の一つです。

また、水溶性の食物繊維は余分なコレステロールの吸収を抑える作用もあります。さらに、腸内細菌を増やして便秘の改善に働きます。

こうした働きから、水溶性の食物繊維をとっていると、ウエストが細くなるのです。

もち麦には免疫力を強くする効果もある

お米には「うるち米」と「もち米」がありますが、大麦にも「うるち性」のものと「もち性」のものがあります。このもち性の大麦がもち麦です。

うるち性の大麦の代表は、押し麦です。ご飯に混ぜて炊くと、プチプチした食感を味わえます。一方のもち麦は、もちもちして、食べごたえのある食感が特徴です。お茶碗1杯で満足感が高く、腹持ちがよいのも、ダイエットに適している面です。押し麦も水溶性食物繊維が豊富ですが、もち麦にはそれを上回る量が含まれます。

なお、もち麦のもちもちした粘りをつくっている正体は、前章でもお話したβ－グルカンです。**もち麦の水溶性食物繊維の大部分は、β－グルカン**が占めています。

β－グルカンは、天然でもっとも有効な免疫増強物質です。

免疫システムの能力は、人類の進化とともに発達してきました。

人類が地上に誕生したのは約７００万年前、進化史の大部分は自然界で暮らし、寄生虫や細菌、ウイルスなどの微生物からの攻撃にさらされる過酷な時代でした。

そうした外敵から身を守るために、防御システムとして発達したのが免疫です。免疫システムには、菌類やカビ、酵母にただちに反応する働きがあります。それらの細胞壁に存在するβ-グルカンに反応するセンサーが免疫システムにはあるからです。β-グルカンを察知すると、免疫システムはすばやく働き、攻撃を加えます。そうした外敵との闘いのたびに免疫力は鍛えられ、強く発達してきました。

このβ-グルカンと免疫の関係は、今も変わっていません。ところが、現代の日本では、菌類やカビなどの微生物を異常なまでに毛嫌いし、薬剤を使って排除しています。こうした環境では、免疫機能は自らを鍛える機会を逃し、弱体化します。風邪を引きやすく、がんを発症しやすい体になってしまうのです。

そうした中、もち麦のような**β-グルカンの豊富な食べ物をとることは、ダイエットによいだけでなく、免疫力の強化にもつながる**のです。

もち麦ご飯の炊き方

ここでは5割炊きの方法を紹介します（白米1合、もち麦1合）

- 米を研ぎ、水をよく切って、炊飯器に入れる。
- もち麦を加えて、軽く混ぜる。もち麦は洗わなくてよい。
- 白米用の2〜3合の目盛りを目安に水を入れ、通常どおりに炊く。
- 炊き上がったら、5〜10分ほど蒸らせばできあがり。

（※炊飯器などによって炊き上がりは異なるので、好みの炊き上がりになるよう、水加減は調節していこう。また、30分ほどの給水時間をとろう）

ゆでもち麦のつくり方

- 鍋にたっぷりの水を入れて沸騰させ、ゆでたい分量のもち麦を入れる。
- 15〜20分、好みの硬さまでゆでる。
- もち麦がゆであがったらザルにあけ、流水でぬめりがとれるまで流す。水気を切ったらできあがり。

おすすめは「ネバネバ３兄弟＋ゆでもち麦」

白米とほぼ変わらない手間で炊けるのも、もち麦の魅力でしょう。ゆでもち麦もおすすめです。冷凍保存すれば２～３週間は日持ちします。ゆでもち麦も、いろいろな料理に加えて楽しむことのできるダイエットフードです。とくにいちばんのおすすめは、「ネバネバ３兄弟＋ゆでもち麦」です。

納豆やオクラ、メカブ、長イモ、モロヘイヤなどのネバネバ食材にも水溶性食物繊維は豊富に含まれます。「ネバネバ３兄弟」では、納豆にプラスして、他のネバネバ食材を２つ加えます。そこにゆでもち麦を加えてよく混ぜます。私は朝、よくこれを食べています。「ネバネバ３兄弟＋ゆでもち麦」を食べると、水溶性食物繊維が十分にとれ、ダイエット効果も高まります。

他にも、サラダに使うのもおすすめです。その場合は、オリーブオイルともち麦をあえてからサラダに加えると、もち麦がふやけることなくおいしくいただけます。

ここは押さえておこう！
第6章のまとめ

50歳を過ぎたら主食を抜くことが健康的にダイエットする秘訣。

ご飯がないと寂しいという人は、白米にもち麦を混ぜて炊くのがおすすめ。食物繊維が豊富なので、血糖値の急上昇を防ぐことができる。

とくに、もち麦には腸内細菌の大好物である水溶性食物繊維が多い。これには、便秘を解消し、内臓脂肪を減らす働きもある。

主食をとりたいならば、もち麦入りのご飯を食べよう。

第7章

毎日の「味噌汁」でヤセ菌を育む

味噌は極上の健康食品

「やせたい！　けれども自力ではやせられない」

そんな思いが高じて、瘦身を目的としたサプリメントや健康食品を毎日とり続けている人は多いと思います。しかし、どんな化学物質が使われているか自分で判断できないものを、気軽に腸に入れないことです。

腸がもっとも嫌うものの一つが、化学合成品です。具体的にいえば、食品添加物や薬剤などです。こうしたものが入ってくると、腸内に活性酸素が大量に発生します。すると、腸粘膜だけでなく、腸内細菌たちをも傷つけてしまうのです。

私たちがダイエットする目的は、健康で若々しい体になることのはずです。ダイエットを始める際には、その方法があなたを今以上に健康に若々しくしてくれるのかを判断材料とすることです。

そうした中身のわからないサプリメントよりも、はるかによい健康食品があります。それは「味噌」です。私たち日本人は味噌という〝極上のサプリメント〟を伝統的に食べつないできました。この味噌にも肥満を改善する働きがあります。

味噌には土壌菌がたくさんすんでいる

味噌がダイエットによいのは、腸内細菌の仲間の菌がたくさんすみついていることにあります。

私たちの腸には、２００種、１００兆個以上の腸内細菌がすんでいます。そのうちの最大勢力は、日和見菌です。日和見菌とはデブ菌やヤセ菌のグループです。その大半は、土壌菌の仲間です。

土壌菌とは、主に土の中で繁殖を繰り返している微生物です。土は、多くの細菌が繁殖する多様な世界です。わずか1グラムの土に土壌菌が数億個もいるのです。

都会的な生活をしている人は、土に触る機会が著しく減っていると思いますが、私たちの祖先は土の上で寝食し、土壌菌のついた食べ物を日々口にしていました。そうして多くの土壌菌を腸にとり込み、豊かな腸内細菌叢を築いてきたのです。

その土壌菌は、味噌や納豆など大豆を発酵させた食品にもすんでいます。

とくに、大豆をつぶして土のような姿にし、麹菌を加えて発酵させてつくる味噌には、発酵の過程でさまざまな土壌菌が繁殖し、おいしい味噌づくりに手を貸しています。そうした腸内細菌の仲間がいる味噌は、腸内細菌を刺激し、活力を与えるのです。

私は、土壌菌の摂取が体によいことを実証するために、土壌菌の塊をカプセルに詰めたものを毎日飲んでいます。カプセルの重さは1粒9グラムですから、膨大な数の土壌菌を飲み込んでいることになります。このカプセルも、大豆を土壌菌で発酵させてつくっています。大豆は、土壌菌を育てるのによい培地となってくれるのです。

これを飲むようになって、私の腸はますます元気になりました。毎朝、少なくてもバナナ3本分、大きければ4本分もの排便があるほどです。

味噌にも同じように土壌菌がすんでいます。**味噌を毎日とることは便秘を解消し、ポッコリおなかを改善する対策の一つになる**のです。

味噌はヤセ菌たちの大好物

私たちの腸内細菌叢は、生後1年の間にその組成が決まり、あとはわずかな変動をくり返しながら、その人の健康と体型に影響を与えています。

生後1年、赤ちゃんはまるでスポンジのように腸に細菌を吸いこんでいきます。その際、影響を与えるのは、母親、父親、兄弟、周囲の大人など、赤ちゃんとスキンシップをする人たちです。赤ちゃんは、周囲の人間とふれあい、手足をチュパチュパなめることで、多様な菌を腸にとり込んでいるのです。

また、生活環境も大事です。赤ちゃんは身のまわりのものをなんでもなめます。そうやって、土壌菌を摂取しています。ところが、抗菌、除菌スプレーなどを使ってしまうと、赤ちゃんはそこに付着した薬剤をなめてしまう一方で、十分な土壌菌を得られなくなります。これでは健全な腸内細菌叢を築けません。

今、日本では食物アレルギーやアトピー性皮膚炎など深刻なアレルギー性疾患に苦しむ子どもが急増しています。**アレルギーは免疫の弱体化と腸内環境の乱れが大きな原因**

となります。その背景には、赤ちゃんの頃に健全な腸内細菌叢を構築できなかったことがあるのは間違いのないことです。

では、すでに大人になっている私たちは、今ある腸内細菌叢をどのように健康とダイエットに活かしていけばよいのでしょうか。

それは、育てたい腸内細菌のエサを食べてあげることです。腸内細菌叢の組成は変えられないけれども、腸に今いる細菌の数を増やすことはできます。

ヤセ菌は、高食物繊維・低脂肪の食事を好みます。ですから、味噌も大好きです。味噌にも食物繊維は含まれ、なおかつ低脂肪です。

しかも、腸には仲間の菌がたくさんすんでいます。腸内細菌は、仲間の菌が入ってくると働きを活性化させる性質を持っています。土壌菌の多くは胃酸に強く、生きたまま腸に届く性質を持っています。そうして腸にいる仲間の菌を刺激するのです。

さらに、**味噌には善玉菌の代表である乳酸菌が豊富**です。乳酸菌には、動物由来のものと植物由来のものがあります。味噌が体によいのは、乳酸菌が植物性であるためでもあります。植物性乳酸菌は動物性乳酸菌よりも胃酸に強いのです。

ヤセ菌と善玉菌を同時に活性化できる味噌は、生後1年でできあがった腸内細菌叢をより健康的に育てるうえで、最高の食材といえるのです。

自家製味噌には自分の腸内細菌が生きている

では、どんな味噌を食べることが、ヤセ菌優勢の腸づくりによいのでしょうか。いちばんのおすすめは、家庭でつくる自家製の味噌です。

「手前味噌」という言葉があります。自分で自分のことを褒める、自慢を表す言葉です。昔は、味噌は買うものではなく、各家庭でつくるものでした。まごころを込めてていねいにつくり、「うち（手前）の味噌がいちばんおいしい」と自慢しあったことから、「手前味噌」という言葉ができました。

この手前味噌が、腸にとてもよいのです。同じ材料と工程でつくっても、家庭によって味噌の仕上がりは違ってきます。何が味噌の味を変えるのでしょうか。答えは、各家庭にいる菌たちです。味噌をかき混ぜる人の手にいる菌が、味噌の中で発酵を起こすのです。たとえば乳酸菌と一言でいっても、数千以上もの種類があります。土壌菌の数も種類も、家庭によって異なります。

腸内細菌の多くは、親から子へと代々受け継がれてきたものです。家庭でつくる味噌には、自分の腸内細菌にぴったりとあう細菌叢が育まれています。つまり、家庭でつくる味噌はその家族の腸をいちばん元気にしてくれる味噌なのです。だからこそ、「手前味噌」はその人にとって最高においしいのでしょう。

味噌づくりを一から始めようと思うと大変ですが、最近では、味噌づくりのセットが売られています。大豆と米麹、塩と樽がセットになったものもありますし、大豆の処理の手間を省けるよう、大豆を蒸してつぶすところまでしてあるセットもあります。

こうしたセットを使えば、手軽に自家製味噌をつくれるでしょう。

菌が生きている味噌の選び方

市販されている味噌を選ぶ際には、どんなことに気をつけるとよいでしょうか。

第一には**「菌が生きている」味噌を選ぶこと**です。菌が生きていれば調理の瞬間まで発酵が進み、体によい成分をたくさんつくってくれます。

菌が生きた味噌を購入するには、いちばんよいのは味噌蔵から直接とり寄せることです。インターネットで「味噌　天然醸造」と検索すると、昔ながらの製造方法でていねいに味噌づくりをしている業者を数多く調べられます。

スーパーで購入する場合には、パッケージの上部に空気弁や小さな穴がついているものを選びましょう。その空気弁は、味噌が呼吸できるように開けたものです。つまり、味噌が生きている証拠です。生きている味噌は、店頭にある間にも発酵が進み、ガスを発生します。そのガスを抜くための穴なのです。

また、原材料欄も必ず確認してください。「大豆、米、麦、塩」。これ以外の名前が書かれているものは選ばないことです。

反対に、腸の健康とダイエットのためにはならない味噌はあるのでしょうか。

実は、スーパーで売られている味噌の大半がそれです。第一に、空気弁がついているものがあまりありません。菌が生きている味噌が少ないのです。

原材料が「大豆、米、麦、塩」のみのものであっても、出荷前に加熱処理をして、発酵を止めてしまうものも多くあります。発酵によって味噌の状態が変わるのを防ぐためです。毎日食べるものですから、健康効果に優れている商品を選びたいものです。

「食べてはいけない味噌」もある

味噌には、米味噌、麦味噌、豆味噌、赤味噌、淡色味噌、白味噌、甘口味噌、辛口味噌などいろいろな種類があります。これらはどれでも問題ありません。お好みのものを選んでください。

ただ、避けたい味噌もあります。味噌というと、味噌蔵で1年以上じっくりと熟成させてつくるイメージがあると思います。ところが、昨今のスーパーに並ぶ味噌の多くは、わずか3カ月で発酵させる「温醸法」が主流です。菌の発酵が速まるよう温度管理をし、醸造期間を短くします。そして、発酵を止めるためにアルコールを使います。こうすることで、短期間で味が均一な味噌を大量につくれるのです。

原材料欄に「酒精」「アルコール」「エタノール」と記載があれば、温醸法でつくられた熟成度の低い味噌ということです。

次に避けたいのは、「だし入り味噌」です。天然醸造で1年以上かけて味噌蔵でじっくりつくられた味噌には、旨み成分が多く、風味も豊かです。しかし、短期間で大量生産された味噌は、旨みも風味もなく、本来の味噌と遠くかけ離れています。そこで、味噌に味つけが必要になってくるのです。「大豆、米、麦、塩」以外の材料を使った味噌は、もはや「味噌風調味料」としかいえないでしょう。

しかも、だし入り味噌の旨みは、化学調味料（「アミノ酸等」と表示）や合成甘味料などでつけられていることが少なくありません。腸内で活性酸素を発生させるものが多分に含まれているのです。

もう一つ、**避けたいのは保存料を使った味噌**です。大豆を発酵させてつくる味噌は、腐敗菌が混入しないよう塩を多く使います。塩の量を減らすと腐敗菌が混入し、腐りやすくなります。そこで、塩の量を減らしたり、十分に発酵させていなかったりする味噌は、保存料を使うことが多くなります。

保存料は、菌の成長を止める薬剤であり、これを混ぜ込めば、腐敗菌の繁殖は止まります。反面、味噌にいるよい菌もいなくなります。保存料を腸に入れることで、腸内細菌にも少なからず影響を与えてしまいます。味噌は本来腸を元気にする食材であるはずなのに、腸にダメージを与えてしまうのであれば、食べる意味はどこにあるというのでしょう。

なお、塩は精製塩ではなく、多様なミネラルを豊富に含む天然塩を使った味噌がよいでしょう。多様なミネラルを含む分、健康効果も高まりますし、ナトリウムの吸収も穏やかになります。

鍋に箸が立つくらい具をたくさん入れる

味噌は1300年も昔から日本人が食べてきた伝統食です。日本人の健康を支え続けてきたパワーフードともいえるでしょう。ところが近年、味噌は「健康悪」と槍玉にあげられることが多くなりました。高血圧の原因とされてしまったからです。

しかし、これは間違いです。最近の研究では、**毎日味噌汁を食べている人のほうが高血圧になりにくい**ことが実証されていますし、血管が丈夫になることも示されました。また、がんや脳梗塞、心筋梗塞、糖尿病を遠ざける効果も公表されています。

ただし、それらの健康効果には「天然醸造でていねいにつくられた味噌」という条件がつくことを忘れないでください。

塩分が気になる人は、減塩味噌を使うのではなく、味噌の量を減らすことを意識してください。出汁を濃いめにとれば、旨みが強くなるので味噌の量を減らせます。また、鍋に箸が立つくらい野菜をたっぷり入れることも味噌の減塩効果を高めます。多くの野菜には、カリウムが含まれます。高血圧の原因となるのはナトリウムです。カリウムにはナトリウムを排出させる働きがあります。

ですから、味噌汁にカリウムの豊富な野菜を入れれば、血圧を上げる心配を減らせます。昆布やワカメなどの海藻類、ホウレン草、里イモ、三つ葉、明日葉、サツマイモ、カボチャ、レンコン、大根葉などに、カリウムはとくに豊富です。

ここは押さえておこう！

第7章のまとめ

日本人にとって〝極上のサプリメント〟ともいえる味噌。

味噌には腸内細菌の仲間の菌がたくさんすんでいて、腸に入れると腸内環境を活性化してくれる。ヤセ菌にとっても味噌は大好物で、胃酸に強い乳酸菌もいる。

最近の研究では、毎日味噌汁を食べる人のほうが高血圧になりにくく、血管が丈夫であることも確かめられた。

野菜をたっぷり入れた味噌汁を飲んで、腸内環境を活性化しよう。

第8章　「チアシード」で細胞から若返る

小さいけれどすごい！　スーパーフード

「チアシード」という食べ物をご存じでしょうか。少し前に「スーパーフード」と話題になりました。このスーパーフードにもヤセ菌を増やす効果が期待できます。

チアシードとは、シソ科サルビア属のミントの一種である「チア」という植物の種です。ゴマよりもひとまわりほど小さな粒で、黒色のものと白色のものがあります。

この種の原産はメキシコなどの中南米で、現地ではポピュラーな食べ物です。私も中南米には何度か行きましたが、現地のレストランでも料理や飲み物に入ったチアシードをよく食べました。ちなみに「チア」とはマヤ文明の言葉で「力」を意味します。

では、チアシードのどんなところがスーパーなのでしょうか。

それは、豊富な栄養素にあります。**小さな粒の中には、食物繊維、オメガ3脂肪酸、カルシウム、カリウム、マグネシウム、亜鉛、必須アミノ酸9種類のうちの8種類など、現代人に不足しがちな栄養素がたっぷりと含まれている**のです。

その栄養価の高さゆえ、たびたび「人の生命維持には、チアシードと水があればたりる」と評価されるほどで、アメリカの食品医薬品局（ＦＤＡ）も栄養補助食品として効果を認めています。

大さじ1杯で不足分の食物繊維を補える

チアシードは水を含むと、小さな種のまわりにドロドロッとしたジェル状のものが現れます。その成分は、「グルコマンナン」という食物繊維です。グルコマンナンはこんにゃくにも含まれる食物繊維です。

チアシードがダイエットによい第一の理由は、食物繊維の豊富さにあります。わずか大さじ1杯（乾燥状態で約12グラム）に、３・７グラムの不溶性食物繊維と、０・４グラムの水溶性食物繊維を抱えているのです。

とくに豊富なのは不溶性食物繊維です。この食物繊維は水を含むと十数倍にも膨らみます。そうして腸内にたまった不要物や有害物質を外に出してくれるのです。

腸がきれいになれば、腸から体に有害物質が侵入するのを防げます。有害物質は細胞を傷つけ、病気を起こす原因となります。有害物質の多くは、脂肪に溶け込む性質を持っています。太っている人ほど病気になりやすいもう一つの理由は、ぜい肉に有害物質を抱え込みやすい体をしているからでもあるのです。だからこそ、太っている人ほど食物繊維を意識して摂取し、腸をきれいにしておくことが大切です。

日本人の食物繊維の摂取目標は、成人男性で1日19グラム以上、女性は17グラム以上とされます。ところが、男性は約4グラム、女性は2グラム以上の食物繊維が平均して不足しています。この不足分はチアシードでも簡単に補えます。チアシードを大さじ1杯食べるだけで、毎日の食物繊維の不足を解消できるからです。

若々しい細胞膜の材料になる

チアシードは、「オメガ3脂肪酸」も豊富です。この栄養素は、細胞の若返りに重要な物質でありながら、日本人の大半に不足しているのが現状です。

脂肪酸とは、脂質に含まれる主要成分です。「脂質は高カロリーだから、なるべくとらない」と考えている人もいますが、これは危険なことです。**脂肪酸は体の構造に不可欠な栄養素**だからです。

どういうことでしょうか。ダイエットを成功させるうえで、脂肪酸の知識は重要なので順を追って説明しましょう。

脂質には、「油」と「脂」があります。一般に、常温で液体状のものを「油」、固体状のものを「脂」といいます。そのため、植物性のものは油、動物性のものは脂とよく表現されます。

常温で液体と固体にわかれる理由は、油脂に含まれる脂肪酸の違いによります。脂肪酸の中でも、「不飽和脂肪酸」は常温では固まらず、「飽和脂肪酸」は常温で固まっていることが多くなります。

飽和脂肪酸は、肉の脂身、卵、乳製品に多く含まれます。最近、大流行したココナッツオイルにも飽和脂肪酸が豊富です。飽和脂肪酸は分子構造が安定しているため、腐敗や劣化を起こしにくい性質を持ちます。

一方の不飽和脂肪酸は、魚類や冬野菜に多く含まれます。こちらは分子構造が不安定なため、腐敗や劣化が起こりやすくなります。熱に弱く、光に当たったり、空気に触れたりするだけで変性します。扱いに注意を要する脂肪酸ともいえるでしょう。

なお、常温で液体の不飽和脂肪酸は、人の体内に入ったときに固まりにくく、血管内をサラサラと流れます。一方の飽和脂肪酸は血管内で固まりやすく、過剰にとれば血液の流れを滞らせる心配が出てきます。

さて、チアシードに含まれるオメガ3脂肪酸は、不飽和脂肪酸です。

不飽和脂肪酸には、オメガ3脂肪酸の他に「オメガ6脂肪酸」「オメガ9脂肪酸」があります。このうち、オメガ3脂肪酸とオメガ6脂肪酸は体内構造に不可欠ながら、体内ではつくれないので、食事で摂取する必要があるとして「必須脂肪酸」と呼ばれます。

必須脂肪酸は全身の細胞膜をつくるリン脂質の主成分になります。リン脂質は、コレステロールとともに全身の細胞膜を形成する重要な物質です。

丈夫で若々しい体は、健全な細胞膜からつくられます。私たちの体を構成する約37兆個の細胞は、一つ一つが細胞膜に包まれています。細胞膜には内部の構造物を守るとともに、細胞内に栄養素をとり込み、老廃物を排出する働きもあります。

もしも、細胞膜の質が悪ければ、栄養素を十分に得られない一方、老廃物をため込むことになってしまいます。そうした細胞が集まってできる体は、若々しさとも健康とも遠いものとなるでしょう。このように**摂取する脂肪酸の質によって、健康状態も老化の度合いもまったく違ってきてしまう**のです。

オメガ３脂肪酸は意識しないと摂取できない

今、日本人の大半がオメガ６脂肪酸を過剰摂取し、オメガ３脂肪酸を不足させている状態にあります。このアンバランスさは細胞膜の質を悪くし、病気を起こす原因にもなります。

オメガ６脂肪酸は細胞膜を硬く丈夫にします。これに対し、オメガ３脂肪酸は細胞膜を柔軟に保つ働きがあります。それぞれ作用のしかたが異なるのです。

質のよい細胞膜をつくるには、丈夫さと柔軟さを兼ね備えることが重要です。そのためには、両者の摂取バランスを整えることが肝要なのです。

この摂取バランスの理想は、オメガ3脂肪酸「1」に対し、オメガ6脂肪酸は「1〜4」です。

ところが、現代人の食事は、このバランスが大きく崩れています。なぜなら、オメガ6脂肪酸は、サラダ油など家庭内で常用される油の主成分だからです。お菓子やレトルト食品の多くにも含まれます。それだけではありません。オメガ6脂肪酸のリノール酸は、穀類や野菜、肉、魚などあらゆる食べ物に含まれているのです。

リノール酸を持たない食べ物は、この世にほぼないといってよいでしょう。それは、文部科学省科学技術・学術審議会資源調査分科会が公表した「脂肪酸成分表」を見てもわかります。

これに対し、オメガ3脂肪酸の量が多い食品は限られます。一部の野菜や穀類などにも含まれますが、多くはゼロに近いほど少ない含有量であったり、オメガ3脂肪酸を上回って大量のリノール酸が含まれていたりします。

では、オメガ3脂肪酸の含有量が、オメガ6脂肪酸を大幅に上回っている食品には、どんなものがあるのでしょうか。具体的には、青背の魚（イワシ、アジ、サバなど）を代表とする魚介類、アマニ油、エゴマ油、エゴマ、インゲン豆、小松菜、春菊、大根（葉、根とも）、つまみ菜、白菜、ホウレン草、サラダ菜、かき（果物）、キウイフルーツ、いなごの佃煮などに限られます。

こうして見てみると、現代の食生活において、オメガ6脂肪酸は意識しなくてもとれるけれども、**オメガ3脂肪酸は意識しなくては摂取しにくい**ことがわかります。

実際、現代人の摂取バランスは、「オメガ3脂肪酸」対「オメガ6脂肪酸」は、よくて1対10、極端な例になると1対40にもかたよってしまっているのです。

ファストフード、マヨネーズをとってはいけない理由

チアシードは、オメガ3脂肪酸の不足しがちな私たちにとって貴重な食材です。

厚生労働省は、オメガ3脂肪酸を1日2グラム摂取することを推奨しています。チアシードには、約10グラム（大さじ1杯弱）の中に2グラムのオメガ3脂肪酸が含まれます。この**わずかな量で、オメガ3脂肪酸の1日分の摂取量をクリアできる**のです。

しかも、オメガ3脂肪酸には、体内の余剰なコレステロールや中性脂肪を減らす作用があるともされます。高血圧症や糖尿病、動脈硬化、心筋梗塞、脳梗塞などの生活習慣病を予防し、そこから生じる炎症反応を抑える働きもあります。よって、ダイエットの実践中であっても、オメガ3脂肪酸の摂取量を減らしてはいけないのです。

なお、オメガ3脂肪酸とオメガ6脂肪酸はシーソーの関係にあります。オメガ6脂肪酸の摂取量が過剰であると、オメガ3脂肪酸を摂取していても、細胞膜の材料として使われにくくなります。ですから、オメガ3脂肪酸を意識して摂取する一方で、オメガ6脂肪酸の摂取量を意識して減らすことも大事です。

とはいえ、野菜や良質な穀類、肉、魚などは、腸と体の健康に必要で、ここに含まれるオメガ6脂肪酸を減らすことはできません。そう考えれば、控えたい食品は明らかです。

まずはサラダ油や揚げ油をやめましょう。マヨネーズにも大量の油が含まれます。お惣菜の揚げ物も、オメガ6脂肪酸の多い油で揚げています。スナック菓子やレトルト食品、ファストフードも、オメガ6脂肪酸の過剰摂取を招く一因になるので、できる限り口にしないことです。こんな意識を持つだけでも、細胞は若返るでしょう。

シワも白髪もハゲも改善できる

ダイエットの目的は、無駄な脂肪を減らして病気になりにくい体を築くとともに、今よりも若々しくなることです。そうしたアンチエイジング（抗加齢）対策としても、チアシードはよい食品です。

人を老化させる最大の元凶は、活性酸素です。活性酸素は、細胞を酸化し、傷つけ、劣化させます。体内の酸化度は目に見えませんが、それは外見にも現れます。いちばんわかりやすいのは、顔でしょう。顔を見れば、自分の体内がどの程度酸化し、劣化してきているかがわかります。

女性の方はお化粧を落とした状態で、男性の方はそのままでよいので、鏡に映る顔をよく見てください。年齢以上に老けて見えませんか？　顔がくすみ、シワができ、頬がたれてきてはいませんか？　白髪が増え、髪が薄くなってきてはいませんか？

こうした老化現象のすべては、実は活性酸素が起こしているものなのです。活性酸素が皮膚の細胞を攻撃し、劣化したことによって生じているのです。

いずれも悩ましい老化現象でしょう。ただし、状態を今よりよくすることはできます。細胞はたえず生まれ変わっているからです。古い細胞ははがれ落ち、新しい細胞と入れ替わっているのです。これを「新陳代謝」と呼びます。

新陳代謝の際、抗酸化作用の強いものを体内にたくさん巡らせておけば、新たに生まれた細胞を活性酸素の攻撃から守れます。そうすれば、体の内も外も美しく健全な細胞で構築できるようになります。

チアシードはそのためにも、よい効果を与えてくれるのです。

なぜなら、ポリフェノールやクロロゲンなどの抗酸化物質が豊富だからです。

すでに述べたように、活性酸素が非常に強い酸化力を有するのは、分子構造が不安定で、触れるものから電子を奪い取り、自らを安定させようとする力が強いからです。そのため、活性酸素はたびたび「電子ドロボー」とも表現されます。

体の細胞が電子ドロボーの害にあえば、待っているのは老化です。しかし、細胞の代わりに電子を与えてくれる物質が体内にあれば、細胞を守れます。それがポリフェノールなどの抗酸化物質の働きです。抗酸化物質とは、細胞の身代わりになって電子を活性酸素に渡してくれる働きを持つ成分のことです。

つまり、老化現象を改善し、若々しさをうながすには、抗酸化物質を日々たっぷりと摂取しておくことこそ大事だったのです。

抗酸化物質の多くは、野菜や穀類、豆類、果物に豊富です。これらの持つ「色み」「苦み」「辛み」「香り」の４つの要素は、抗酸化物質によってつくられるものです。ですから、これらの要素を強く有するものを毎食とっておくと、抗酸化物質を効率的に摂取できます。

なかでも、**チアシードに含まれるポリフェノールやクロロゲンは、強力な抗酸化作用があります。毎日の大さじ１杯が、細胞から若返る大切なひとさじとなる**のです。

なお、チアシードにはカルシウムも豊富です。

私たちの体は加齢とともに骨がもろくなっていきます。骨の中がスカスカになる骨粗しょう症になると、わずかな衝撃で骨が折れやすくなります。これを予防するためにも、

1日大さじ1杯のチアシードが役立つのです。

体によいが、食べすぎてはいけない

チアシードは体に大事な栄養素をたくさん抱えていることをお話ししてきました。

ただし、食べる際の注意点が2点あります。

生のままは食べず、**必ず水に浸してから食べてほしい**ことが1点です。

生の状態の種子には、発芽毒という物質があります。これが人の体内に入ると、細胞内のミトコンドリアを傷つける恐れがあります。

この発芽毒を消すには、水に十分に浸すことです。チアシードは自分の10倍もの水分を抱えます。ですから、10倍以上の水に浸してから食べるようにしましょう。

私は手軽に食事にとり込むために、1週間分のチアシードを保存用のビンに入れ、そこに約10倍の水を注いで、冷蔵保存しています。こうしておくと、使いたいときにサッとチアシードを料理に加えられます。

もう１つの注意点は、「体によいものだから」と一度に大量に食べてはいけないことです。昔から「過ぎたるは及ばざるがごとし」というでしょう。どんなに体によいものも、過剰摂取すれば体の害となることがあります。チアシードは多くの栄養素を抱えている分、食べすぎればそれらの栄養素の過剰摂取となり、思わぬ症状を引き起こすこともあります。くり返しますが、１日の適量は、乾燥状態で大さじ１杯です。

食べ方は、簡単です。チアシードは、香りもなければ、味も料理に入れてしまえばわからなくなる程度です。和食にも洋食にも、何にでもよくあいます。野菜スムージーをつくって飲んでいる人は、ここにぜひ加えてください。

私は、保水したチアシードを卓上に置き、薬味のように料理にかけて食べます。たとえば、味噌汁や鍋料理に入れたり、冷奴や納豆にかけたりします。ドレッシングや合わせ調味料に加えるのもおすすめです。

ただ、オメガ３脂肪酸は酸化しやすい性質を持つため、加熱はしないほうがよいでしょう。温かい料理に使うならば、保水したチアシードを最後に加えるようにします。

ここは押さえておこう！

第8章のまとめ

「人の生命維持には、チアシードと水があればたりる」といわれるほど、現代人に不足しがちな栄養素が豊富なチアシード。不溶性の食物繊維も豊富で、腸内をきれいにし、有害物質が体内に入り込むのを防いでくれる。

細胞を若々しく育む「オメガ3脂肪酸」も豊富だ。毎日とり続けることで、ダイエット効果に加え、シワや白髪、ハゲなどの老化現象の改善にも期待ができる。

1日大さじ1杯を目安に、毎日の食事に加えよう。

第9章　腸の冷えをとる「ガーリックオイル」

大量生産の油は使ってはいけない

前章で「サラダ油は使わないように」とお話ししました。「サラダ油を使わずに、何で加熱調理をすればよいの？」と思った方も多いのではないでしょうか。

サラダ油の他にも、避けたい油はあります。どんな油であっても、大きくて透明なプラスチック容器に入った油はやめることです。大量生産された油だからです。

本来、油とは生鮮食品です。植物油に含まれるオメガ3脂肪酸もオメガ6脂肪酸も酸化しやすい性質を持っています。劣化しやすいのです。

かつて、ヨーロッパには村ごとに油屋がありました。亜麻やゴマなどの植物の種を圧搾して油を絞り出し、樽に入れて馬車に積み、村の一軒一軒に売り歩いていたのです。油は傷みやすい食品として、なるべく早く使い切るというのが常識でした。

ところが、工業化によって油も大量生産されるようになり、大量に安く抽出するための加工が行われるようになりました。腐らせないために、つまり酸化を防ぐために、脱臭、漂白、熱処理などをして油を製造するようになったのです。その結果、ビタミンE

やβ－カロテンなど大事な栄養素がとり除かれました。さらに、良質な脂肪酸の多くが破壊され、反面、有害なトランス脂肪酸を抱えるようになりました。

トランス脂肪酸とは、不飽和脂肪酸に水素を添加することで発生する物質です。脂肪を研究する化学者たちの間では、これを「プラスチック化したオイル」と呼びます。

プラスチックは土に埋めても分解されないのと同じように、**トランス脂肪酸は腸内細菌たちの力を持ってしてもなかなか分解できません。**そのため、分解と代謝に大変なエネルギーと時間を使い、大量のミネラルやビタミンを消費してしまうのです。

体への負担はそれだけではありません。トランス脂肪酸が大量に入り込むと、細胞膜の質が悪くなり、外見上の老化も進みます。オメガ3脂肪酸とオメガ6脂肪酸の代わりにそれが使われるからです。すると必須脂肪酸の役割を果たせないため、細胞膜の構造や働きが不完全となります。活性酸素を過剰に発生させる原因にもなりますし、心臓病や糖尿病、がん、認知症、うつ病などを誘発することもわかっています。

アメリカのＦＤＡ（食品医薬品局）は「食用として安全性は認められない」として、２０１８年6月以降、トランス脂肪酸の食品への添加を禁止すると発表しています。

こうしたことを考えても、大量生産された油は日常的に使ってはいけないのです。

オリーブオイルには酸化しにくいメリットが

毎日、常用したいのは、アマニ油やエゴマ油など、オメガ3脂肪酸を豊富に含む油です。これらは酸化しやすい性質を持つため、大量生産できません。安価な油に比べると高いと感じますが、毎日の油しだいで細胞の質はまったく違ってきます。良質の油にこだわれば、細胞から若返り、太りにくい体が築かれます。生涯にわたる健康の礎を築くと考えれば、今、感じるお財布の痛みは、安いとはいえないでしょうか。

ただ、アマニ油やエゴマ油は加熱調理には向きません。酸化しやすいからです。ですから、卓上調味料のように料理や味噌汁、納豆などにかけて、生食することです。

では、加熱調理にはどんな油がよいのでしょうか。

おすすめは、オリーブオイルです。

オリーブオイルの主成分は、オレイン酸です。オレイン酸はオメガ9脂肪酸で、必須脂肪酸ではありません。ですから、オメガ3脂肪酸とオメガ6脂肪酸の摂取バランスを邪魔する心配がありません。酸化しにくいのも特徴です。加熱調理に適しているのです。オメガ6脂肪酸過多の現代において、見直されている脂肪酸ともいえるでしょう。

なお、「オレイン酸を豊富に含むオリーブオイルは、高血圧や動脈硬化などの生活習慣病を予防する働きがある」ともいわれます。これは、オリーブオイルを常食する地中海地方に長寿者が多いことから語られるようになった健康効果のようです。

ただ、オレイン酸はバターやラード、牛脂などの動物性の脂質にも含まれます。こちらの脂質は、動脈硬化の原因になると一般にいわれています。こうして考えると、地中海地方の低死亡率がはたしてオリーブオイルだけの効果かは、ちょっとわからなくなります。

私はオリーブオイルの最大のメリットは、やはり酸化しにくい点にあると思います。焼き物や炒め物をする際に、使い勝手のよい油です。ただし、130度以上に熱すると、オリーブオイルであっても酸化が始まるとされます。どんな油であっても、揚げ物が体によいことはありません。酸化した油を体内に入れれば、活性酸素を発生させる要因になるからです。反対に、揚げ物をやめるだけでも、活性酸素の発生量を減らせますし、ダイエットにも役立ちます。

便秘をしていたら、やせられない

オリーブオイルには、腸の働きをよくして便秘を解消する作用もあります。

便秘をすると腸の中が汚れ、蠕動運動が妨げられ、栄養の吸収が悪くなります。体に必要な栄養が不足すると、脳は「栄養がたりない。もっと食べて」と指令を出します。この指令が出ると食欲が増進します。おなかはいっぱいになっているのに、「もっと食べたい」と食べ続けてしまうことはありませんか？　これは、脳の指令によるものです。もしかしたら、便秘が食欲を過剰に増進させているのかもしれません。

また、便秘はスムーズな新陳代謝の邪魔をすることもあります。

体はたえず古い細胞と新しい細胞が入れ替わっていることはすでにお話ししました。この新陳代謝が行われると、細胞内のミトコンドリアも新しくなります。新しいミトコンドリアは働きが活性化されていて、エネルギーを消費する力にも長けています。よって脂肪も燃焼され、体はやせやすくなります。

新陳代謝のサイクルは、体の部位によって異なります。スピードがもっとも速いのは腸です。わずか１日で新旧の細胞が入れ替わります。ところが、**大便が腸にたまっていると活動が妨げられ、腸粘膜の新陳代謝が滞りやすくなります。それによって脂肪が燃焼されにくくなる**のです。

こうしたことからも、便秘はダイエットの妨げになることがわかります。

だからといって、下剤などの薬物はむやみに飲んではいけません。下剤に頼って不自然な形で便意を起こしていると、やがて自然な便意を脳が感じとれなくなります。こうなると、下剤を使わなくては便意が起こらなくなり、腸の働きも悪化して、便秘はますますひどくなってしまいます。

また、下剤は大便とともに大腸にあるものも強制的に出すため、大切な腸内細菌も追い出してしまうのです。こうなると、ヤセ菌も善玉菌も数を減らしてしまいます。

下剤を使わなくても、便秘は解消できます。その際に活用したいのがオリーブオイルなのです。

腸を温めればウエストが細くなる

オリーブオイルは小腸から吸収されにくいので、腸の表面にくっつき、内容物を滑りやすくする働きがあります。

また、保温効果に優れていることも、腸によい影響を与えます。

腸は37度前後に温まっているときに、もっとも活動力を高めます。腸内細菌が繁殖力を高め、腸内環境が改善されるので、大便も大きくなります。同時に、蠕動運動が活発になり、腸粘膜の新陳代謝がうながされるため、ウエストまわりの脂肪の燃焼が進んで、やせやすくなります。

しかも、腸は人体最大の免疫器官です。免疫力の7割は腸でつくられています。その**腸が温まっていると、免疫力は増し、病気になりにくい体が築かれます**。

保温効果のあるオリーブオイルをとることは、腸にこうしたよい影響を与えます。

反対に、腸を冷やしてしまうと、困ったことが起こってきます。腸は冷えると働きを停滞させます。免疫機能も働きを悪くし、免疫細胞の動きも弱ります。こうなると、病気が起こりやすくなります。その代表的な病気の一つが、がんです。がんは、平均体温が35度台という冷え症の人に発症しやすく、36・5度以上の人は発症しにくいことがわかっています。

ところが、**脂肪が多い人は、体が冷えやすい**特徴があります。脂肪に覆われた体は魔法ビンのようなものです。脂肪は熱を発せず、内部の温度を保つ作用があります。腸が冷えていれば脂肪も冷え、体全体が冷えやすくなります。体温が低下すれば、脂肪が燃焼する力も低下します。腸の冷えは脂肪を蓄えやすくする悪循環をつくるのです。

反対に、腸を温めれば、脂肪が保温機能を高めて体が温まり、脂肪の燃焼率をよくしてくれます。ダイエットには腸の温度も大事なのです。

私の友人の女性は、子どもの頃から便秘に悩んできました。３日間出ないのはよくあることで、１週間もめずらしくないといいます。そんな彼女は、最近、アヒージョというオリーブオイル鍋を食べると、快便になることに気づきました。

熱したオリーブオイルで野菜やキノコ、海鮮を煮るこのスペイン料理は、腸を温めるのに優れた料理といえるでしょう。ただ、オリーブオイルも油であるだけに、カロリーは高くなります。そこで彼女は、アヒージョを便秘が続いてつらいときに食べる「お助け料理」にしているとのことでした。

なお、アヒージョのつくり方は、とても簡単です。小さな鍋に、お好みの魚介類や鶏肉、野菜、キノコなどを入れ、みじん切りにしたニンニク、赤唐辛子を加えます。そこに、具材がややかぶる程度のオリーブオイルと塩を入れ、中火で煮て火を通せばできあがり。塩の量はお好みで調節してください。

加熱調理にはガーリックオイルがおすすめ

アヒージョは便秘を解消する効果があるのですが、前述したようにカロリーが高いので毎日食べるわけにはいきません。

そこで本章でおすすめしたいのは、ガーリックオイルです。

このつくり方も簡単。ニンニクの皮をむき、みじん切りにします。保存用のビンのだいたい８分目まで詰めるとよいでしょう。そこにオリーブオイルをひたひたになるまで注ぎます。

数日待って、オイルからニンニクの香りがしてきたら、できあがりです。

ニンニクは、買ってきたままの状態で保存するとカビが生えやすいものです。しかし、皮をむいてオリーブオイルに漬けておけば、半年は持つでしょう。ただし、保存場所は直射日光の当たらない冷暗所にしてください。

なお、つくった日から２週間ほどは蓋をゆるめにしめておきましょう。ニンニクからガスが出るからです。ガス抜きが必要なのです。２週間が過ぎたら、蓋はきっちりしめて大丈夫です。

わが家では、このガーリックオイルを加熱調理用の油として常用しています。炒め物や煮物にもあいますし、新鮮なお刺身をお皿に並べ、ガーリックオイルと塩、レモン汁、パセリやシソなどの薬味をかければ、おしゃれなカルパッチョになります。

ニンニクで細胞の老化を防ぐ

ガーリックオイルを常備しておくのには理由があります。ニンニクも毎日とりたい食材だからです。ニンニクが安いときにまとめ買いをし、ガーリックオイルをたくさんつくっておけば、毎日食べ続けるのも楽になります。

ニンニクは、「デザイナーフーズ・ピラミッド」の頂点に立つ食材です。

このピラミッドは１９９０年にアメリカの国立がん研究所が作成したものです。がん予防効果が高い植物性食材をまとめ、効果の高い順にピラミッドの形で表しました。

その頂点に立つ**ニンニクは、アリシンという強力な抗酸化物質を含みます。**この抗酸化物質が、がん細胞の発生原因の一つとなる活性酸素を排除してくれるのです。

また、**アリシンには腸を刺激して、蠕動運動を活発にする効果もあります。**便秘を解消して、腸内環境を整えてくれるのです。

アリシンは、ニンニク特有のあの匂いのもとでもあります。アリシンは、ニンニクを切ったりすりおろしたりすることで生じます。また、空気や熱などの影響を受けると、アホエンやメチルアリルトリスルフィドなどのいくつかの成分がつくられます。アホエンには抗がん作用があります。メチルアリルトリスルフィドは血小板の固まりを抑える作用があるため、血液をサラサラにして血栓（血の塊）ができるのを防ぎます。

ニンニクを油につけると、アリシンがいくつかの健康成分に変化します。そのうちの一つであるジアリルトリスルフィドには、がん細胞の増殖を抑えるとともに、がん細胞を壊す作用があるとして注目されています。

さらに、ニンニクを長期間熟成させると、S-アリルシステインという成分が生じます。これには免疫を増強し、血液の循環をよくする働きがあります。がん細胞の増殖を抑える作用もあり、がん予防効果も増します。糖と脂質を燃焼しやすくする作用もあるので、ダイエット効果も高いと期待できます。ガーリックオイルにしてニンニクを長期間熟成させれば、この成分を増大できるでしょう。

ニンニクの健康効果は、調理法で違ってきます。ガーリックオイルは生のまま使ったり、加熱したり、長期保存をしたり、いろいろなアレンジで活用してください。

黒ニンニクで健康作用を倍増させる

ニンニクを熟成させて食べるもう一つの方法として「黒ニンニク」があります。黒ニンニクにするとS-アリルシステインの生成量が増します。ニンニクより、免疫増強作用も抗酸化作用もがん予防作用も高まるのです。

最近は、黒ニンニクをスーパーなどでもよく見かけるようになりました。内容量にもよりますが、1袋1000円ほどで購入できます。夏に食べれば夏バテ予防になりますし、冬に食べれば風邪予防に役立ちます。免疫力が高まるので、インフルエンザウイルスやノロウイルスの感染予防にもなるでしょう。

真っ黒の色に驚く人もいますが、味は干したプルーンのように甘酸っぱく、ニンニクのおいしい風味がします。1日1粒ずつ食べても飽きず、ニンニクのようにきつい匂いは残らないので、出かける前に食べても問題はありません。

なお、黒ニンニクは自宅でつくることもできます。

熟成には炊飯器を使います。炊飯器の底にザルなどを敷き、房のままのニンニクをアルミホイルや新聞紙などに包んで入れます。大量につくる場合には、まとめて包んでも大丈夫です。そして、保温ボタンを押し、10日から２週間入れたままにしておきます。

完成までにすることは、数日に一度炊飯器のたまった水分をとり除き、ニンニクの上下を入れ替えるだけです。つくり方は簡単ですが、熟成が始まると非常に強い匂いを発します。そのため、炊飯器をすっぽりしまえる箱を用意し、雨対策をして、外に置いてもよいでしょう。それでも匂いは出るので、置く場所には近所迷惑にならないところを選ぶことです。なお、熟成期間、炊飯器を使えなくなるので、黒ニンニク専用の炊飯器を用意するとよいでしょう。

炊飯器でつくるよりは少々味は落ちますが、コンロでつくる方法もあります。ニンニクの房の出ている部分を切り取り、１房をアルミホイルで３重に覆います。魚グリルの網の上にのせて15分、ひっくり返して15分焼きます。そのまま３日間ほど常温で保存すればできあがり。この場合も匂いはしますので、保存期間は密閉容器に入れておきましょう。

ただ、いずれにしても匂い対策が大変なので、私はここは手抜きをして、黒ニンニクは安くておいしいものを探して購入するようにしています。

オリーブオイルの正しい選び方

オリーブオイルにはいくつかの種類があります。オリーブオイルの分類は、国際オリーブオイル協会で厳密に規定されています。そのなかで使用してほしいのは、エクストラ・ヴァージン・オリーブオイルです。

これは、オリーブの果実を搾ってろ過した、化学処理をまったくしていない油のことです。低温圧搾という昔ながらの方法で、熱も化学薬品も使わずに手間暇かけてつくられている新鮮な油です。酸度は0・8パーセント以下と規定されています。

一方、脱色や脱酸、脱臭などの化学処理をした精製オリーブオイルやいくつかのオイルをブレンドしたものもあります。オリーブオイルがよいといっても、こうしたものを選んでは健康によくはありません。

また、エクストラ・ヴァージン・オリーブオイルも、メーカーによって味がまったく違ってきます。中には、ピリリという刺激をわずかに持つものもあります。これは、オレオカンタールという天然の有機化合物によるもので、抗酸化作用があります。味や風味は、お好みで選ぶとよいでしょう。なお、オリーブオイルはビタミンEやポリフェノールなどの抗酸化物質も含みます。

もう一点、大事な条件があります。これはすべての油選びに共通するものです。

植物油は本来酸化しやすく、劣化しやすい性質を持つことは前述しました。これを防ぐために、**低温圧搾でていねいにつくられたよい油は、遮光性のある黒いビンに入れられています。**光による劣化を防ぐためです。また、プラスチックは長期保存する間にわずかに溶け出すことがあるため、よい油はこれも避けられています。

一方、大容量で安価な油は、大量生産されたものと考えてよいでしょう。

良質の油は大量生産の油に比べ、数倍の価格がします。しかし、どちらを選ぶかによって、細胞の質も腸の健康もまったく違ってくることを忘れないでください。

ここは押さえておこう！

第9章のまとめ

オリーブオイルには腸を温め、便秘を解消する効果がある。

ニンニクは抗酸化作用が強く、がんを予防し、血液をサラサラにする効果がある。

この2つを同時にとれるガーリックオイルを調理用の油としてつくり置きしよう。

自宅での料理が、おしゃれでダイエット効果の高いおいしい食事に早変わり。

冷暗所で保存すれば3〜6カ月間は日持ちするから、ニンニクの安い時季（旬は6〜8月）に、一度にたくさんつくっておくのもおすすめだ。

第10章

「焼き梅干し」「梅干しヨーグルト」で
脂肪を寄せつけない

脂肪を燃やす梅干しのパワー

古くから日本人に食べられてきた梅干し。この梅干しにも、ダイエット効果のあることがわかってきています。

梅研究の第一人者として知られる、和歌山県立医科大学の宇都宮洋才准教授らは、JA紀南管内に住む男女計528名を対象に、梅の摂取と健康状態について調べた疫学研究の結果を公表しています。この研究では、肥満についての調査も行われました。

結果は、年齢に関係なく、梅干しを毎日3個以上食べるグループは、BMIの値がもっとも低いというものでした。BMIとは、肥満度を計る体格指数のことです。

「BMI=体重（kg）÷（身長〈m〉×身長〈m〉）」

これがBMIの計算式です。BMIが18・5未満はやせ型、18・5以上25未満が普通体重、25以上は肥満とされています。定期的に計算し、自分の体型を客観的に把握しておくことも、健康管理には大事なことです。

また、宇都宮准教授らの疫学研究では、年齢別でも、梅干しを頻繁に食べる人ほど、

ＢＭＩが低い傾向にあることがわかっています。

梅干しのダイエット効果は、「バニリン」という成分にあります。この成分が腸から吸収されると、脂肪細胞を刺激します。すると、脂肪細胞が燃焼されて小さくなり、体重が落ちると考えられています。ちなみに、バニリンは梅干し特有の成分です。梅干し以外の食品にはほとんど含まれていません。

梅干しを焼けばダイエット効果が高まる

バニリンを効率よく摂取するには、梅干しを加熱することです。こうするとバニリンの量が増加します。同時に、梅干しのクエン酸と糖分が結びついて、「ムメフラール」という成分がつくられます。ムメフラールには、血流をよくする作用があります。

一時期、ダイエットによいと「焼き梅干し」が話題になったことがありました。焼くことで梅干しのダイエット効果が高まるからです。

焼き梅干しのつくり方は、梅干しを焼けばよいだけです。フライパンの上で、油を使わず、焦げないようにコロコロ転がしながら焼いてください。これを1日3個を目安に食べると、脂肪燃焼効果はより高まるとされます。いったんできたバニリンの量は、冷めても減ることはありません。数日分を一度につくっておけば便利でしょう。

フライパンでコロコロするのが手間に感じるならば、アルミホイルで包んで10分ほどトースターで焼く方法もあります。

さらに簡単につくるには、梅干しを小皿にのせ、ラップをふんわりとかけて約1分間電子レンジで加熱するとよいでしょう。

ただ、電子レンジは短時間で高温加熱するため、糖とたんぱく質が結びつきやすく、活性酸素より害の大きい「AGE（終末糖化産物）」が発生しやすいことがわかっています。電子レンジを使う際には、なるべく短い時間でサッと加熱することが大事です。

ピロリ菌は梅干しで大人しくなる

梅干しの酸味の正体は、クエン酸です。クエン酸にもダイエット効果があります。エネルギーの代謝を活性化し、食べたものから効果的にエネルギーをつくり出し、消費させてくれます。また、食欲を増進し、代謝をスムーズにする働きで、疲労回復にもよく効きます。

強い抗菌作用もあります。クエン酸が腸内に入ると悪玉菌の繁殖が抑えられます。また、梅干しに含まれるカテキンにも、悪玉菌の増殖を防ぐ作用があります。梅干しを毎日食べることで、腸内環境に変化を与えることができるのです。

昔から「梅はその日の難逃れ」といいます。腸の調子を整え、便通を改善し、食あたりも防ぎ、疲れを軽減するなどの梅干しの薬効を、日本人は昔から得てきたのです。

宇都宮准教授らの研究では、**梅干しにはピロリ菌の働きを抑制する効果がある**ことも確認されています。

ピロリ菌は胃がんの原因菌として知られています。胃がん予防のためにはピロリ菌を除菌したほうがよいとされ、最近では中学生にピロリ菌の除菌を行う自治体も出てきました。しかし私は、この流れに賛成できません。

確かにピロリ菌は、慢性胃炎や胃潰瘍があるなど胃の粘膜が荒れると、そこに集まって悪さをし、胃がんをつくります。ただし、それは慢性胃炎や胃潰瘍があるときだけです。ピロリ菌は日和見菌です。胃の状態が悪くなると悪さをするけれども、胃の状態がよければよい働きをしています。

昔から日本人は、ピロリ菌を胃にすまわせ、ともに生きてきました。ピロリ菌は胃壁を柔らかくし、胃酸が胃粘膜を傷つけるのを防ぎ、胃酸が食道に逆流するのを抑える働きもしているのです。

事実、ピロリ菌を薬剤の力で追い出したあと、逆流性食道炎になる人がいます。この症状が現れると、胃酸がこみ上げてきて胸焼けが起こりやすくなります。食道が胃酸で傷つくために、食道がんの一因になるともいわれています。

つまり、**ピロリ菌の除菌は、胃がんの発症率を下げますが、逆流性食道炎や食道がんになる危険性を高める行為**ともいえるのです。

慢性胃炎や胃潰瘍がないのならば、腸内細菌と同じくピロリ菌も上手に飼いならし、健康に役立てましょう。そのためにも、梅干しがよいのです。宇都宮准教授らによれば、梅に含まれる「シリンガレシノール」には、ピロリ菌の運動能力を抑える作用があるとのことです。この成分が加わると、ピロリ菌は丸くなって動けなくなるそうです。
ただし、この効果を得るには、梅干しを毎日1～3個は食べることです。

梅干し湯で腸を温める

梅干しを毎日3個食べるとなると、気になるのは塩分です。塩分の過剰摂取を防ぐために、梅干しを控えている人も多いでしょう。しかし、この心配もいらないようです。梅干しには、血圧の上昇を抑える作用があることが確認されています。血液をサラサラにし、血糖値を下げる働きもあります。高血圧や動脈硬化、糖尿病の改善にも期待できる食材だったのです。

ただし、適量を守ることは大事です。1個10グラムで塩分10パーセントの梅干しの塩分は1グラムです。1日当たりの塩分摂取量の基準は、健康な成人男性で8グラム未満、女性は7グラム未満です。高い健康効果を期待しつつ、塩分過多を防ぐちょうどよいバランスは、1日3個といえそうです。

また、梅干しを調理の味つけに使えば、塩の使用を控えることができます。焼き梅干しをたたいてドレッシングやソースにしたりするのもおすすめです。

私は、焼き梅干しで「梅干し湯」をよくつくります。マグカップに焼き梅干しを1粒入れてお湯を注ぐだけです。仕事中に飲むと腸がポカポカ温まり元気が出てきますし、気持ちがホッとします。疲労回復効果もあります。焼き梅干し1個で味がとてもよく出るので、2~3杯はお湯を飲めます。味が薄くなってきたら、その梅干しをペロッと食べてしまいます。よい塩梅に塩が抜けていて、とてもおいしくいただけます。

梅干し湯は、風邪のときにもおすすめです。血流がよくなって免疫力が高まり、風邪の治りをよくしてくれるでしょう。また、インフルエンザの予防にもなります。梅干しにはインフルエンザウイルスの増殖を防ぐ成分があることが確認されています。

意外なおいしさできれいになる「梅干しヨーグルト」

「梅干しヨーグルト」は意外なおいしさで、ダイエット効果も高いと話題になっています。

プレーンヨーグルトに梅干しをのせ、梅干しを崩しながらヨーグルトと一緒に食べます。私も初めて試したときには、意外な組み合わせに驚きました。でも、食べてみると梅干しの酸味と塩味がヨーグルトとよくあっていて、また驚きました。

実際に毎日食べるようになって、便通がよくなる人が多いようです。体によい変化が現れると、人はその食べ物を「おいしい」と感じ、快便の心地よさを求めてまた食べたくなります。こうした体の声を素直に感じ、応えてあげることも、ダイエットを成功させるポイントになります。実際に、梅干しヨーグルトを食べるようになって、下剤を使わなくなったという声も聞きます。

便通がよくなるというのは、腸内環境が整い、ヤセ菌と善玉菌が優位な状態になっていることを表しています。ダイエット効果も高く、これを毎日食べるようにすれば、体もおなかもスッキリしてくるでしょう。

梅干しヨーグルトは、女性に人気です。それは、アンチエイジング効果が高いからでもあるでしょう。毎日食べていて、肌質がよくなる女性も少なくありません。梅干しには、梅リグナンというポリフェノールが含まれます。ポリフェノールは抗酸化作用に優れた物質です。活性酸素は肌にシミやシワをつくる原因にもなります。その働きを梅リグナンが抑えてくれることで、美肌効果が高まるのでしょう。

昔ながらの梅干しがいちばんよい

1500年前の大和時代に、梅干しは薬として中国から伝わりました。広く長く日本人の健康を支えてきた食材の一つといえるでしょう。

ところが、近年の高血圧症患者の増加を受けて減塩ブームが起こり、梅干しは控えたほうがよい食材の仲間に入れられてしまいました。反対に人気になったのが、食べやすく調味された減塩梅干しです。

減塩梅干しが単に塩の量を減らして漬けているだけならばよいのです。しかし実際は、塩を減らすとカビが出やすくなります。そこで、「減塩」と銘打っている梅干しには、食品添加物を使ったものが少なくありません。化学調味料で旨みを加え、合成着色料で色をつけ、保存料（防腐剤）でカビや腐敗を防いでいるのです。

どんなに梅干しがよいといっても、食品添加物を使った梅干しでは、腸に悪影響をもたらします。くり返しますが、購入の際には必ず原材料欄を確認してください。本来の梅干しの材料は、梅と天然塩、シソ、ホワイトリカーなどの酒だけです。そうした昔ながらの方法でつくられた梅干しは、非常に酸っぱいものです。ですが、毎日安心して食べられる梅干しです。

現在、スーパーに並ぶ梅干しはほとんどが食品添加物を使った調味梅干しです。そうした梅干しを買う際には、なるべく添加物の数が少なく、不可解な添加物名が記載されていないものを選びましょう。

また、昔ながらの梅干しは、自然食品のお店や道の駅などで購入できますし、インターネットで検索すると無農薬の梅干し店を見つけることもできます。

ここは押さえておこう！

第10章のまとめ

梅干しを1日3個食べる人は肥満度が低い。

梅干しには、脂肪細胞を燃焼させる成分「バニリン」が含まれるからだ。梅干しを焼く「焼き梅干し」にすると、バニリンが増える。

また、「梅干しヨーグルト」には腸内環境をよくして便通を改善する効果がある。

「焼き梅干し」と「梅干しヨーグルト」でやせやすく、太りにくい体づくりの総仕上げをしていこう。

終章

外食の多いビジネスパーソンのための1週間メニュー

忙しくても料理下手でも始められる

10章にわたって、デブ菌を減らしてヤセ菌を増やす食べ物についてお話ししてきました。では、それらをどのように毎日の食事に組み込んでいくとよいでしょうか。

本書で紹介した料理は、すべて簡単なものです。私は料理が苦手ですが、そんな私でもつくれるものしか紹介していません。

健康的な食事に熱心な人は、今日からでもスムーズに始められるはずです。

ふだんあまり料理をしない人、忙しくて外食がちの人、自宅で食事をあまりしない人も、少しの手間を惜しまず、ダイエットフードを常備してください。そこからあなたのヤセ人生が始まります。

参考までに私の1週間のメニューを紹介しましょう。

〈朝食〉朝の腸はダイエット成分を吸収しやすい

私は、朝食をとても大事にしています。朝食は必ず自宅でとるので、ダイエットフードをメニューに入れやすいのです。

しかも**人間の腸は、だいたい朝７時から９時が、もっとも消化吸収力の増している時間帯**です。この時間帯に摂取したものは、効率的に体にとり込まれます。朝は、ダイエット効果の高い成分を体に届けやすい時間帯ともいえるのです。

何より、朝は胃の中が空っぽになり、食べ物を欲しています。私の目覚ましは、おなかが「グ～ッ」と鳴る音です。「グ～ッ」と鳴る音は、次の食べ物を受け入れる準備ができたと、胃腸が教えてくれる音です。

ところが、「朝はおなかがすいていない」という人がいます。それは明らかに夜の飲食の度がすぎているからです。夜中に多くを食べることも腸のリズムを乱して、朝、胃もたれを感じさせます。「朝は食べられない」という人は、まず夜に食べる量を今の８割ほどに減らしてみてください。主食をとっている人は、初めはこれをやめるだけでも

朝食版　藤田先生の１週間メニュー

月曜日	焼き魚、酢キャベツ（チアシード入り）、酢タマネギ、納豆、青菜のお浸し（アマニ油かけ）、具だくさん味噌汁（冷凍キノコ・もち麦入り）、バナナ、ホエイドリンク
火曜日	卵焼き、酢キャベツ、納豆、ワカメとトマトと酢タマネギの中華風酢の物、具だくさん味噌汁（冷凍キノコ・チアシード入り）、バナナ、ホエイドリンク
水曜日	トマトと酢キャベツの卵炒め（チアシード入り）、ネバネバ3兄弟（納豆、メカブ、山イモ）＋もち麦、具だくさん味噌汁（冷凍キノコ入り）、ホエイのグリーンスムージー
木曜日	ガーリックオイルの豚肉生姜焼き（酢タマネギ・チアシード入り）、ネバネバ3兄弟（納豆、メカブ、山イモ）＋もち麦、酢キャベツと冷凍キノコ・ワカメの味噌汁、梅干しヨーグルト（ハチミツかけ）
金曜日	ハナビラタケともち麦のバターソテー、焼き魚、酢キャベツのチアシードあえ、納豆汁、青菜のお浸し（アマニ油かけ）、キノコヨーグルト
土曜日	酢タマネギのちゃんこ汁（冷凍キノコと冷蔵庫に残った野菜をたっぷり入れて）、ネバネバ3兄弟（納豆、メカブ、山イモ）＋もち麦、ホエイのグリーンスムージー（チアシード入り）、みかん
日曜日	ガーリックオイルの野菜炒め（酢キャベツ入り）、メカブと生姜の酢タマネギあえ、納豆汁（チアシード入り）、ホエイドリンク、りんご

よいでしょう。

毎晩、お酒を飲む人は、「２杯まで」を守ることです。ビールも焼酎もワインも、お酒は２杯までが基本です。お酒の強い人の場合、２杯までのお酒であれば、免疫力を強くするというデータもあります。ただ、それ以上になってしまうと、今度は免疫力を下げ、腸に負担を与え、腸内環境を乱す原因になります。

朝食をおいしくいただくには、夜の食べ方・飲み方が大事なのです。

１週間の朝食のメニューを右ページで紹介します。

〈昼食〉腸に悪いものは昼食から入ってきやすい

ビジネスパーソンは、昼食は外食が基本でしょう。食品添加物などの腸に悪いものが入ってきやすいのも昼食です。お弁当を買うならば、コンビニエンスストアやスーパーなど大量生産されたものではなく、手作り弁当のお店で買うほうが無難でしょう。

私も週に数回はお弁当を食べます。週に２～３日は講演活動で地方に出かけているためです。講演会はだいたいお昼過ぎからですので、控室にお弁当を用意していただくこともたびたびです。こうした場合は、自分で食べるものを選べません。

そんなときには、ご飯だけ残して、おかずはおいしくいただいています。講演会のスタッフの方には、「糖質制限をしていますから、ご飯を残してしまって、ごめんなさい」となるべく理由を伝えています。

食事は1日3回します。昼食にたとえ腸に悪いものを入れてしまったとしても、そのぶん朝と夜で腸内細菌が喜ぶものをあげれば、調整がとれます。その日にとり返せなければ、翌朝に酢キャベツと酢タマネギの両方を食べるようにするとよいでしょう。

出張がない日には、研究室のそばの食堂でスタッフと一緒に昼食をとります。

このお店は、たくさんのおかずから自分の好きなものを選べるスタイルです。そのショーケースから、腸の調子と相談しつつ、食べたいものを選んでいきます。

ここのご主人は、私が食前キャベツを提唱していることを知り、千切りキャベツも提供してくれています。私は必ず千切りキャベツをお皿にいっぱい食べています。

また、味噌汁と豚汁も選べます。昔から、「実の三種は身の薬」といいます。そこで、

昼食版　藤田先生の１週間メニュー

月曜日　**研究室近くの食堂で**

千切りキャベツ、ネバネバ3兄弟（納豆、オクラ、山イモ）、サバの味噌煮、キクラゲと卵の炒め物、豚汁

火曜日　**講演会控室で**

お弁当（ご飯なし）

水曜日　**地方出張のため新幹線の中で**

幕の内弁当（ご飯なし）、彩りサラダ

木曜日　**研究室近くの食堂で**

千切りキャベツ、ネバネバ3兄弟（納豆、オクラ、山イモ）、イワシの生姜煮、野菜炒め、豚汁

金曜日　**書籍出版のお祝い、担当編集者の招待で**

中華料理店でランチコース（主食はなしで。人と一緒に外食する際には、なんでもおいしくいただき、その分の調整は自宅でダイエットフードを多めにとることで行います）

土曜日　**自宅にて**

野菜チゲ（酢キャベツ、冷凍キノコ、チアシード入り）、酢タマネギとワカメとツナの酢の物

日曜日　**家族と外でランチ**

野菜サラダ、焼き魚、味噌汁など自然食品を材料にした家庭料理を出す店で

具だくさんの豚汁を毎回食べるようにしています。

一方、主食はとりません。豚汁には根菜がたくさん入っていますから、それで私の体に必要な糖質は十分にとれます。また、朝にもち麦を食べることも多いので、昼食にご飯を食べると糖質のとりすぎになってしまいます。

なお、この食堂では白米か五穀米かを選べます。主食がないと満足できないという人は、五穀米や玄米のある定食屋さんを見つけておくとよいでしょう。

週2回のステーキは彩り野菜と一緒にいただく

平日はだいたい夜7時には帰宅して自宅で食事をします。仕事が早く終わった日には帰宅前にジムへ行き、プールで気持ちよく体を動かします。

また、週に2回、私は自らの健康のためにステーキを食べ、たんぱく質と精気を補います。ただ、ステーキは脂肪分も多いため、悪玉菌の格好のエサともなってしまいます。それによって悪玉菌優勢の腸にならないように、同時に食物繊維の摂取も心がけます。

活性酸素の除去も大事です。ですから、彩りのよい野菜サラダをたっぷりと食べます。

友人や出版社の担当編集者と夕食をとることも、週に1～2度あります。

チェーン店の居酒屋も好きで、ときどき行きます。メニューが豊富なので、腸が欲しているものを選びやすいのです。

居酒屋では、大好きなお刺身を必ず注文します。お刺身を食べると、その店のスタンスがよくわかるからでもあります。化学合成品の食物をできるだけ避ける生活をしていると、舌に本来の感覚が戻ってきます。不自然なものを舌にのせると、それを敏感に感じとり、「まずい！」と教えてくれるのです。本書で紹介した食生活を始めれば、だいたい2週間もすれば、本来の舌の感覚が戻ってくるでしょう。

そうした舌は、アルコールや塩素を使った除菌剤の、わずかな味も敏感に感じとってくれます。とくにお刺身は、その味がよくわかります。魚を切る際に、まな板や包丁に除菌剤をふりかけているのでしょう。ピリリとした刺激を舌が感じるのです。私は、愛する腸内細菌を守ってあげなければいけないので、そうしたお店はリピートしないようにして、鮮度のよいお刺身を出してくれるお店を選ぶようにしています。

夜 版　藤田先生の１週間メニュー

月曜日

自宅にて

食前キャベツ、魚介のトマト鍋、酢キャベツとヒジキのサラダ、カツオのカルパッチョ（酢タマネギ、ガーリックオイルかけ）

火曜日

自宅にて

食前キャベツ、牛ヒレのステーキ（キノコソースで）、ワカメと酢キャベツとしらす干しの炒め物、野菜サラダ（酢タマネギ、チアシード、梅干しでドレッシングをつくる）

水曜日

講演会のあとの立食パーティ

立食パーティやビュッフェレストランへ行ったときには、糖質の少ない料理から、少しずついろいろな料理を選んで食べるようにします

木曜日

自宅にて

食前キャベツ、豆乳味噌鍋（冷凍キノコをたっぷり入れて）、根菜のさっぱり炒め、サーモンとタコのカルパッチョ（ガーリックオイル、酢タマネギかけ）

金曜日

出版社の担当編集者と食事会（居酒屋で）

枝豆、和風大根サラダ、漬物、刺身の盛り合わせ、焼き鳥、モツ煮

土曜日

家族でステーキハウスにて食事

牛ステーキ、野菜サラダ、季節野菜の鉄板焼き、赤だしの味噌汁

日曜日

自宅にて

食前キャベツ、湯豆腐（酢キャベツを薬味に加えて）、イワシの酢醤油煮（酢タマネギ、梅干しを使用）、アボカドとトマトのサラダ（チアシード入り）、具だくさん味噌汁

週末には娘たちの家族と集まって外食をすることもあります。私は、行きつけの安心して食べられる店で食事をしたいのですが、子どもたちは新しい店をどんどん開拓したいようです。そんなときには、渋々ですが、したがうようにしています。

ただし、これまでお話ししてきたような腸内細菌が喜ぶようなメニューを探し、それらを持続的にとるように努めています。皆で楽しく食卓を囲むことで、家族全員の体も心も元気になると信じているからです。

ヤセたければ、腸内「デブ菌」を減らしなさい！
2週間で腸が変わる最強ダイエットフード10

著者　藤田紘一郎

2017年2月25日　初版発行
2018年6月5日　3版発行

藤田紘一郎（ふじた・こういちろう）
1939年、旧満州生まれ。東京医科歯科大学卒業。東京大学医学系大学院修了、医学博士。金沢医科大学教授、長崎大学教授、東京医科歯科大学教授を経て、現在、東京医科歯科大学名誉教授。専門は、寄生虫学、熱帯医学、感染免疫学。1983年、寄生虫体内のアレルゲン発見で、小泉賞を受賞。2000年、ヒトATLウイルス伝染経路などの研究で日本文化振興会・社会文化功労賞、国際文化栄誉賞を受賞。主な近著に、『脳はバカ、腸はかしこい』（三五館）、『腸をダメにする習慣、鍛える習慣』『人の命は腸が9割』『体をつくる水、壊す水』『50歳から若返るための1分間「腸」健康法』（以上、ワニブックス【PLUS】新書）などがある。

発行者　佐藤俊彦
発行所　株式会社ワニ・プラス
〒150-8482
東京都渋谷区恵比寿4-4-9　えびす大黒ビル7F
電話　03-5449-2171（編集）
発売元　株式会社ワニブックス
〒150-8482
東京都渋谷区恵比寿4-4-9　えびす大黒ビル
電話　03-5449-2711（代表）

編集協力　高田幸絵
装丁　橘田浩志（アティック）
柏原宗績
DTP　平林弘子
印刷・製本所　大日本印刷株式会社

ISBN 978-4-8470-6107-3
ワニブックスHP　https://www.wani.co.jp